17 疾病预防

丛 书 主 编　李建中
丛书副主编　谈朗玉　李大东　张令朝
本 卷 主 编　张广东

科普通鉴

KEPU TONGJIAN
JIBING YUFANG

中国科学技术出版社
河南科学技术出版社

图书在版编目（CIP）数据

疾病预防/张广东主编．—郑州：河南科学技术出版社，2013.10
（科普通鉴/李建中主编）
ISBN 978－7－5349－6523－4

Ⅰ.①疾…　Ⅱ.①张…　Ⅲ.①疾病－预防（卫生）－基本知识
Ⅳ.①R4

中国版本图书馆CIP数据核字（2013）第191796号

出版发行：中国科学技术出版社
地址：北京市海淀区中关村南大街16号　　邮编：100081
电话：（010）62106522
网址：www.cspbooks.com.cn
河南科学技术出版社
地址：郑州市经五路66号　　邮编：450002
电话：（0371）65737028
网址：www.hnstp.cn
策划编辑：李喜婷　冯　英
统筹编辑：尚伟民　蒋云鹏　徐　涛
责任编辑：范广红
责任校对：王晓红
封面设计：赵　钧
版式设计：赵玉霞
责任印制：朱　飞
印　　刷：郑州金秋彩色印务有限公司
经　　销：全国新华书店
幅面尺寸：185 mm×260 mm　　印张：13.5　　字数：219千字
版　　次：2013年10月第1版　　2013年10月第1次印刷
定　　价：32.00元

《科普通鉴》丛书

主　编　李建中

副主编　谈朗玉　李大东　张令朝

《科普通鉴·疾病预防》编委会

序

科技是人类智慧的伟大结晶，创新是文明进步的不竭动力。

回首文明历程，是科技之光涤荡了人类历史上蒙昧的阴霾，是科技之火点燃了人类心灵里求知的火焰，是科技之灯照亮了人类发展中光辉的前程。科学技术的每一次重大突破，每一项发明创造的诞生，都使人类对客观世界的认识发生质的飞跃，都使人类改造世界的能力得到革命性的提升。18 世纪后的几百年，是科学技术突飞猛进的历史时期。数学、物理、化学、天文学、地学和生物学等各个领域的研究均取得了空前成就，并引发了一次又一次重大理论革命，其中，最具划时代意义的莫过于牛顿力学、相对论和量子力学的创立。与此同时，深刻改变人类生存状态和生产、生活方式的发明创造也纷纷问世。在不计其数的发明、发现中，蒸汽机、电话、火车、汽车、医用 X 光片、青霉素、DNA 双螺旋结构、火箭、阿波罗 10 号太空舱、计算机等无疑是改变世界的重大发明、发现与创造。

放眼新的世纪，科技已经成为推动经济社会快速发展的主导力量和创造社会财富的主要源泉，成为国家间、区域间竞争的核心和推动未来发展的决定性力量。为了在竞争中取得优势地位，各国、各地区，特别是发达国家及地区都高度重视科技创新和发展。在此背景下，全球创新浪潮此起彼伏，科技发展日新月异，创新成果大量涌现。人类基因组序列图完成、细胞重新编程技术、人类最早祖先确定、宇宙存在暗物质的猜想被证实、干细胞研究的新进展、纳米技术研究的新突破、欧洲强子对撞机启动、人类探测器创最远纪录和七大数学难题之一——庞加莱猜想被证明等被认为是近十年来取得的最具科学价值，并可能对人类生存与发展产生重大影响的重大科技成就。

在人类文明的历史长河中，科学技术虽然得到了空前发展，取得了辉煌成就，但在前进的道路上依然有无数难题等待我们去破解，众多未知世界等待我们去认识。随着人口数量的急剧增加，自然资源的逐渐枯竭和生态环境的日益恶化，人类正面临前所未有的生存挑战和危机。毫无疑问，应对挑战、解决危机，只有依靠科技的不断创新与发展。在可以预见的未来，为了拓展生存空间，提高生存质量，必将掀起一场以信息科技革命为先导、新材料科技为基础、生命科技为核心、新能源科技为动力、海洋科技和航天科技为内拓和外延的新的科技创新浪潮。伴随新一轮科技创新浪潮的到来，新的发明创造也必将与日俱增。有科学家预言，未来百年，人体器官克隆再造、灭绝动物复活、战胜癌症、建造星际飞船和太空电梯等梦想可能变为现实。

当前，亿万中华儿女正在为实现中华民族伟大复兴的“中国梦”而努力奋斗。实现这一百年梦想，关键在于弘扬创新精神，增强创新能力，加快创新步伐，让科技之花在创新中萌芽，在创新中成长，在创新中绽放。

发达国家的经验昭示我们，加快科技创新，提高科技水平，既要依靠科技精英们的刻苦攻关，发明创造，也有赖于公民科学素质的普遍提高。有调查显示，我国公民的科学素质水平较发达国家差距甚大，与走中国特色的自主创新之路、建设创新型国家的要求相去甚远。为尽快提升我国公民的科学素质水平，从2006年起我国启动了旨在推动公民科学素质建设的全民科学素质行动计划，希望到2020年，公民科学素质在整体上有大幅度提高，达到世界主要发达国家21世纪初的水平。

科普图书是展示科学技术的重要窗口，是普及科技知识的重要载体，也是传播科技文明的重要途径。国内外都十分重视科普图书的创作出版。在琳琅满目的科普图书作品中，不乏影响深远的精品力作。这些作品为传播科技文明、普及科学知识做出了历史性贡献。时代在进步，科技在发展。紧跟时代步伐，把握科技动态，繁荣科普创作，不断创作出版符合时代特点、反映当代科技发展水平的科普图书精品，不仅是加强公民科学素质建设，提升公民科学素质的迫切要求，也是科技界有识之士的共同心声。

科学技术协会是新中国科普事业的主要开创者和推动者。在开展公民科学素质建设，提高公民科学素质水平的历史进程中，肩负着重要责任和神圣使命。我们组织编写的这部《科普通鉴》丛书既是履行"责任"和"使命"，也是对科技界有识之士呼声的积极响应。

20世纪中叶以来，科学技术进入了多科交叉、互为渗透、综合发展的历史时期，形成了学科林立、知识纷繁的新格局。面对浩如烟海的科学世界，如何确定这部书的编写原则和选题范围是应当首先解决的问题。经与有关专家学者反复研究论证，我们确定了"通览科技文明，鉴取创新精粹"的编写原则，并确定从理、工、农、医和高新科技五大领域中选取26个公众关注度较高的热点选题，按26卷组织编写这部丛书。

面向具有中等以上文化程度的青少年、农民、城镇劳动者、城市社区居民、领导干部和公务员等重点人群，弘扬科学精神，传播科学思想，倡导科学方法，普及科学知识是编写本书的出发点和根本目的。考虑到读者对象年龄、职业、身份的多样性和对知识需求的差异性，本书着重介绍具有基础性、通用性、新颖性和前瞻性的知识，读者可以根据自己的需求或兴趣进行阅读；在阐述方法上尽可能做到重点突出，脉络清晰，尽可能融入人文精神，体现人文情怀，避免科技知识的简单介绍和罗列；在语言风格上力求文笔流畅，深入浅出，生动活泼，雅俗共赏，以达引人入胜的效果。

选择高水平的主编是编好这部丛书的关键。为此，我们发挥科学技术协会学会众多，学科齐全，人才荟萃，联系广泛的优势，面向省内外征集各卷主编候选人。最后经全面比较，优中选优，确定了各卷主编人选，为本书的编写出版奠定了坚实基础。在此我们谨向为本书主编遴选、编写、出版给予大力支持的河南省医学会、气象学会、农学会、地理学会、地震学会、地质学会、机械工程学会、反邪教协会和省气象局、郑州大学、河南大学、河南农业大学、河南工业大学、河南科技大学、河南中医学院、河南科技学院、河南轻工业学院、《太空探索》杂志社、河南科技报社、河南科技活动中心、中国科学技术出版社、河南科学技术出版社等学（协）会和单位表示诚挚的感谢！

作为一部多达26卷的大型科普丛书，其涉及领域广，学科多。在内容上为了尽可能避免交叉重复或矛盾冲突，在体例和语言风格上为了尽可能保持相对统一，我们制订了较为详细的编写方案，对各卷的内容范围和全书的体例风格做了必要界定和规范。但是，由于我们学识水平有限，统筹协调不够，编写时间仓促，加之一些担任主编的同志是首次承担科普类作品的编写任务，缺乏相应经验，所以，虽然付出了大量心血，个别卷仍然存在内容取舍不够得当，语言风格不够生动活泼等问题。这些缺憾，我们将在再版重印时加以修订改进。诚恳希望广大读者对本丛书的修订改进提出宝贵意见和建议，以便再版时提高质量。

河南省科学技术协会主席、党组书记　李建中

2013年6月

目　录

引 言

自盘古开天辟地以来，阳清为天，阴浊为地；女娲造人，形形色色，炼石补天，不辞辛劳，救万民于水火之中；神农尝百草，治病救人……因此，人类有史以来，就是在与自然和疾病的抗争中前进的。早期人类，风餐露宿，食不果腹，茹毛饮血，饥寒交迫，备受疾病的折磨，早逝的早逝，夭折的夭折，留下多少遗憾！人们最大的愿望就是健康与远离疾病。如今，我们吃得更好了，穿得更好了，住得更好了……可疾病种类却更多了，生病人数也更多了！医学科技诊疗手段日新月异，我们却仍然深受病魔的威胁。

不良生活习惯引发疾病。疾病来源于生活，与人类活动密切相关。我们常说，好的习惯可以使人受益终身，同样，不良生活习惯是多种疾病的罪魁祸首。最为我们熟知的如吸烟易导致肺癌，过量饮酒可致酒精性肝硬化，不洁性生活导致艾滋病、梅毒、淋病等性传播疾病扩散，吸毒导致精神失控和犯罪，长期肥甘油腻、暴饮暴食的饮食习惯导致高血压、高脂血症、高血糖，并发冠心病、脑卒中、肾损害、尿毒症等。因此，规范生活习惯，培养科学的生活方式，就显得至关重要。

燧人氏钻木取火，不仅是人类文明史的一大进步，同样，饮食习惯的重大改变，对身体营养状况及健康的影响，也是无法估量的。有人把高血压、动脉硬化、心脏病、脑中风等称为“生活习惯病”，是因为其的发生是由于不良的生活习惯累积而造成的。生活习惯伴随而来的疾病，我们可通过科学的生活习惯来预防。简单的饭前便后洗手，可以防止病从口入；注意个人卫生、勤晒被褥，可以让阳光中的紫外线杀死滋生的病菌与螨虫，减少相关性疾病；烟熏烧烤食物如烟熏香肠、熏肉、烤羊肉等，因其中含有的苯并芘等成分均为致癌物质，应少食；腌制食物在制作过程中容易发霉而产生致癌性真菌及致癌物质亚硝胺，故要尽量少食用酸菜、腌菜、腌肉等；随着气候变化，适时增减衣服，可以免于风寒；保持戒烟、限酒，少喝浓咖啡，吸烟最易损害呼吸道表面屏障，诱发疾病发作。

患了高血压的人，在日常生活习惯上，医生常常要求我们适当参加一定的体力劳动，合理安排生活，注意按时休息，保持足够的睡眠；尽量避免刺激，控制高胆固醇饮食，忌食盐摄入过多，培养乐观主义精神，保持健康向上的情绪，不要生气等。其实这些都是一些生活细节问题，如果我们都很好地做到了，再配合一定的药物，维持身体健康还是很容易达到的。

在性传播疾病的防治方面，通过改变性生活方式、倡导安全性行为、健康知识的宣教及安全套的推广使用等，可以有效预防性病的传播，保障身心健康，维护社会稳定。因此自觉地摒弃不良生活习惯，采取有利于健康的行为，减少疾病诱因和提高生命质量，可以达到预防各种疾病发生的目的。

预防是远离疾病的最好手段。疾病在生活中无处不在，每个人都有可能患上疾病。人的生、老、病、死，无一不与疾病息息相关。新生儿期，身体自我调节能力差，免疫系统尚不成熟，容易受外界干扰患病。儿童期，自我保护意识差，容易发生磕磕碰碰的损害，感冒、腹泻也很常见。青年期，身体生命力最旺盛时候，又要考虑心理健康，适应社会的能力。中年了，上有老，下有小，工作压力大，社会应酬多，无暇顾及身体，小病能扛则扛，日积月累，积劳成疾。到了老年，本该安度晚年，但各种慢性疾病也逐渐发展到严重阶段，各种并发症的出现，时时威胁着日渐衰老的生命。因此，我们一生，在享受生命的辉煌与灿烂的同时，也要时时防范疾病。平时早睡早起，锻炼身体，有病及早就医。

睡眠不足会降低人体的免疫功能，过度劳累可以引发猝死；年轻人仗着精力旺盛，拼命工作，甚至是不休不眠，引发的死亡事件已经给我们敲响了警钟。如17岁少年网吧内连续上网后死亡，著名节目主持人出差期间死于疾病突发，身强力壮的搬运工人连续几次负重上下楼后突然倒地身亡……血淋淋的事实告诉我们，身体需要我们不断地呵护。疾病会随时来袭，但或多或少会有一定的不适征兆，但往往被我们忽视了，让生命在某一瞬间戛然而止。生活中疾病无处不在，各种季节性疾病、传染性疾病、地方性疾病、慢性疾病、职业病等，防不胜防，为让我们活得更健康，就从预防开始吧！

随着经济的发展，生产规模的不断扩大，提高企业和职工防治职业病的意识不容忽视。只有从一开始就了解职业危害因素的属性，掌握它的本质，才会采取有针对性的防治措施。

职业病防治措施除了体现在改善生产工艺、更新原材料或辅材料、强化应急救援等方面外，很重要的一点就是职工个人防护措施。个人防护既需要企业提供相应有效的防护用品，还需要职工采取并有效佩戴防护用品，从源头出发，在职工入职工作前就树立起防病意识，并长期坚持防治措施，使职工在有效保护前提下，远离职业病的危害。

1 疾病预防的起源与演变

科学技术的发展，特别是交通运输的发达和通信速度的空前提高，使我们生存的这颗行星“缩小”了。20世纪60年代，美国总统肯尼迪把地球称为“地球村”，一代英豪毛泽东则以“小小寰球”命名。古人眼中望而生畏的高山、沧海、茫茫戈壁、冰天雪地，已失去了往日严重阻碍文化交流的屏障作用。大洋此岸和彼岸，东方文化和西方文化，互通、交流逐渐增多。当代世界文化的基本取向——东方文化西方化，西方文化东方化，世界文化综合化——使得预防医学以比过去更快的速度、更广的规模、更深的层次传播。

当前在近代西医学基础上发展起来的现代医学已成为世界各民族医药卫生事业的主力。与此同时，以中医学、印度医学为代表的东方传统医学，以及非洲、美洲、欧洲等国家的各具特色的传统医学不仅没有被完全取代而销声匿迹；相反，开始普遍复兴，构成现代世界医学之林不可缺少的组成部分。预防医学是人类同疾病进行不懈斗争的经验总结和智慧结晶，是整个世界医学宝藏中的重要内容，随着人类科学和医学的进一步发展，中西医学的许多内在相似正愈来愈多地被揭示出来。现代西方医学从根本上改变了人类医学进化的图景，极大地改善了人类卫生和健康状况，其成就和影响是任何传统医学难以企及的。然而，现代医学也面临一系列严重问题。病毒基因突变带来的不可预知性和多变性与全球化的发展，导致大规模的不可控制的流行病的暴发的可能性大概率大大增加，如近几年的急性传染性非典型肺炎（SARS）、禽流感（H7N9）等。发展中国家医疗卫生的发展赶不上经济发展的高速快车，导致传染病如艾滋病、疟疾、病毒性肝炎等疾病严重危害人类健康，还有很多医学难题无法攻克，许多疾病找不到特效治疗方法，医学的发展任重道远。现代预防医学是一个崭新的课题，对话是永远无法结束的。本书仅仅对这一领域做了初步的全面考察。唯愿留在这本书里的所有文字将引出许许多多更新颖的话题、更深刻的探究，或者吸引更多的学者关注。

1.1 古代疾病预防端倪

春秋战国时期，为夏日驱病防病，促进人们身体健康，当时普遍插艾草、悬菖蒲或燃点艾蒿和松柏枝等，熏香驱蚊避疫。古代民俗视五月为“恶月”，视五月五日为“恶日”，所以我国疾病防治有起源于古代“恶月”“恶日”之说。

古代传染病流行肆虐，故在五月购回辛香类中药如公丁香、甘松、良姜、肉桂、冰片、雄黄、菖蒲、艾绒、白芷等，做成香囊，给小孩佩戴。香囊香气扑鼻，又做得很精致，小孩十分喜爱，其实是为了避疫，减少传染病的侵袭。

我国幅员辽阔，风俗各异，种种趣味盎然的地方独特习俗，体现了人们追求健康、吉祥的朴素情感，增添了丰富多彩的防病方法。比如西南地区人们用菖蒲根、贯众，布包成袋，投入水缸中浸泡，将水烧开饮用后可避时疫，家人不染，安然无事。岭南地区以百草为药，熬水洗澡，可周身不染皮肤疾病，可防关节冷痛及湿邪。西北地区以菖蒲、艾叶、纸牛等贴挂门上，有“镇病”的好处。广东地区有些人习惯在五月吃几个杏子和桑葚，民谚称：“端午杏不害病，五月桑不生疮。”江南地区人们习惯用少许雄黄、两枚古铜钱合泡水洗眼，据说可以一年不患眼疾，称为“破火眼”。

东汉末年，传染病肆虐，每隔几年就有甚至传染流行。在著名的赤壁之战中，曹操的军队于秋天来到当时血吸虫病流行的区域，冬天作战之时，将士染病近半数。公元前556年秋，宋国出现了一种怪病，这种病的症状不仅在人的身上表现出来，也在狗的身上表现出来。人们逐渐意识到这种病可能与狗有关，于是联合起来驱逐这些“狗”。这就是我国现有典籍上首次记载的传染病——狂犬病。

《论衡》告诫人们不能吃老鼠碰过的东西；《金匮要略》则指出：决不能吃被虫子、蚂蚁咬过的掉在地上的果实；《淮南子》总结民间经验，认为被打死的病犬不可以投入水中，否则会污染水源。古代城市污水也受到重视。据说，西汉萧何在未央宫修建了下水沟；为了减少城市灰尘，还制造了类似洒水车的“翻车渴乌”。秦代创造了隔离防疫法，即麻风患者都要送往“疠迁所”隔离起来。西汉时碰到疾疫，也采取了及时的隔离措施，以防传染。晋代为保护皇帝及朝廷官员，规定官员家中发生传染病，如有三个以上的亲属被传染，即便官员自己没有被传染，也不得入宫，为期100天。

568年，河南汲郡首次出现了寺院传染病院。在西山寺，僧人们设立病房，“收养疠疾”患者。北魏先“于别坊遣医救护”，后又成立医馆。南齐还出现了私人医院，以弥补国家力量的缺失。隋代与秦类似，专门为麻风患者设立“疠人坊”。唐代，疫情发生后，政府采取赠药、埋葬和在交通要道上晓谕药方的办法来加以控制。寺院中设立医院也很盛行，武则天还设专使加以管理。北宋时首次出现接种疫苗，宋代人已意识到“煎水”可以消灭疾病的源头；儿童从小被教导上厕所要除掉上衣，且“下必浣水”；粪便也会传播疾病，因此杭州城有专门的收粪人，有力地保障了城市的清洁卫生；宋代对监狱的卫生也空前重视，规定每五天就要打扫一次，甚至连犯人的枷锁都要清洗干净；《太平圣惠方》还告诫人们，春末夏初是狂犬病的高发期，碰到疯狗一定要赶跑。

两宋前后有各种职能不尽相同的医疗机构，如“养济院”“福田坊”“将理院”和“安济坊”等。一些医学教育机构在疾疫发生时也承担治疫的任务，如中央的太医局。地方上，州县设医学校，有疾疫时负责安置、隔离和救治患者。除此之外，浙江地区的私人医院十分盛行，其代表是苏轼创办的“安乐坊”，主要也是起隔离和救治的作用。当时皇帝对民间疫情的重视也超过以往。宋仁宗为了治疗京师大疫，不惜将留给自己的名贵药材分发给百姓。两宋时还大量修订、编撰和印行医书。1057年，朝廷还设立“校正医书局”，运用当时著名医家的力量，对历代重要的医学典籍进行系统的整理和再版。由政府出面整理和推广医书和药方，这在全世界都是一个惊人的创举。

明代是中医历史上传染病研究有重大进展的一个朝代。这一时期涌现了大量传染病学的专家，他们总结经验，分别出版了专门研究瘟疫、痘疹、麻风、梅毒和疟疾等传染病的医学专著。明代隆庆年间，宁国府太平县某不知名人士传出了种痘预防法。虽然种痘的方法还在摸索之中，推广的地区也不广泛，但这毕竟是中国古代预防传染病的一大进步。在设置医事机构方面，明代大多沿袭元代的做法，但国家在治疫防疫方面发挥的作用日渐变小，许多原本为日常需要的医疗机构却只在重大疫情发生之时才被启用。到了清代，仅有少数惠民药局还在发挥作用。与此相对应的是，明代中期以来，地方人士在防疫治疫方面扮演着越来越重要的角色。清代唯一显得活跃的是天花的防治，不仅设了“查痘章京”，康熙皇帝还亲自研究天花，大力推广种痘法。

1.2 宗教仪式和巫祝

由于古代生产力低下，缺乏科学知识，人们尚不能认识疾病的真正原因，人类社会出现原始宗教观念以后，则把疾病现象归之为鬼神作祟。这一时期的医学宗教色彩甚浓，宗教与非宗教的经验医学混杂。中国《山海经》记载的“巫彭”“巫阳”等都是“神医”。为了和神灵沟通，这时有了专营此事的巫祝。巫、祝、医、卜是古代社会宗教活动不可缺少的职业。这些人都是当时的“大知识分子”，并不像后来那么声名狼藉。后世道教庙宇之中管理香火者称为“庙祝”，还是古代社会遗留下来的名称。

中国古代社会流行过以自然崇拜和神鬼崇拜为形式的原始宗教，这为道教的产生奠定了基础。自然崇拜包括对天上、地下各种自然对象的神化和崇拜。在古代社会，由于人们对于大自然的依赖感和神秘感，认为自然现象和自然力被一种神秘力量所支配，就把它们奉为神灵，并且加以祭拜和祈祷。中国古代自然崇拜的对象极为广泛，包括日月星辰、风雨雷电、河海山川、水火及动植物类、男女生殖器等，主要都是与人类生产和生活直接相关的自然物和自然力。不久又出现将自然神人格化和社会化的复杂现象，人们由自然崇拜的人格化发展到相信上帝和天命，初步建立了以上帝为中心的天神系统。鬼魂崇拜首先来自于对祖先的崇拜。古时的人死后，他的子孙非常想念他，夜里做梦就会梦见他，因而认为人在死后还有灵魂存在，并且认为祖先的灵魂能够行使神的职能并与后代交流，所以子孙便以陪葬、祭祀等方式安慰先灵，祈求祖先保护自己，从而免于疫病、灾害等伤害的困扰。

1.3 古代中医的疾病预防

“预防”二字最早见于《周易·下经》“君子以思患而豫（预）防之”，当然这并不是专指预防疾病。早在《黄帝内经》中就明确地提出了如何预防疫病传染的问题。如《素问·刺法论》说：“五疫之至，皆相染易，无问大小，病状相似，不施救疗，如何可得不相移易者?”《素问·四气调神大论》中说：“夫病已成而后药之，乱已成而后治之，譬犹渴而穿井。”“治未病”是古代医家提出的预防理论，包括预防疾病的发生及当疾病发生后，如何控制，防止复发，不使其进一步加重。

在中国古代，凡是具有高传染性的疾病都被归为疫类。中国历史上最早记载的疾疫发生在周代。春秋时，鲁庄公二十年夏，“齐大灾”。按照《公羊传》的解释，此大灾即大疫。此后，关于疾疫的记载不断增多。从细菌和病毒的历史看，是由于人类进入农耕时代后的生产、生活方式所导致的。关于这一问题，美国加州大学洛杉矶分校的生理学家戴蒙德在其获得普利策奖的历史著作《枪支、细菌、钢铁：人类社会的各种命运》一书中谈到，人类传染病的病毒与细菌是农耕社会家畜与家禽饲养业的产物。欧亚旧大陆农耕社会发达的饲养业以及密集的人口居住方式，是传染病发生的温床。其中，人口居住越密集，传染病的传播也就越迅速、广泛。中国文明自古以农业为基础，家畜饲养业的起源可以追溯到八九千年以前。进入文明时代后，日益增加的人口和繁荣的农业，必然带来病毒和细菌的大量繁殖，并给人类传染了越来越多的流行病。

鉴于疾疫对人类社会的巨大危害，人们在很早以前即开始致力于对疾疫的预防研究，具体措施主要有四个方面：①顺应节气。先秦典籍《礼记·月令》中提到：孟春行秋令，则其民大疫；季春行夏令，则民多疾疫；仲夏行秋令，民殃于疫；孟秋行夏令，民多疟疾。三国时，曹植在《说疫气》一文中提到，建安二十二年（217 年），疠气流行，家家有僵尸之痛，室室有号泣之哀。原因在于“阴阳失位，寒暑错时，是故生疫”。因而，先民们在有所兴作时非常重视顺应节气。②注意公共卫生。尽管很长时间内人们都将疾疫的发生归因于瘟神作怪或阴阳失序，但随着时代的进步，人们还是逐渐认识到疾疫发生与公共卫生之间的关系，从而开始重视公共卫生事业。到了宋代，对疾疫的治疗较之以往各代都更为重视。每当疾疫流行，朝廷多诏命太医局及翰林医官前往救治，药费多由朝廷无偿拨付。此外，地方上一旦发生疾疫，各地官员也多方措置，极力救治，广为施医散药。除了派出医生巡诊之外，从中央到地方还广泛设有惠民药局和其他一些地方性药局，平时以平价售药为主，疾疫流行时则无偿施药以济民疫。③处理尸体。尸体是病毒和细菌借以大量繁殖的最主要载体，处理尸体，即是切断疾疫流行的一个重要渠道。据《周礼》所载，从先秦时期开始，就有了处理无主尸体的做法。此后，凡遇大疫，官府一般都有掩埋死者尸体的做法。如南朝梁武帝时，郢城大疫，全城十余万口，“死者十七八”。朝廷遂命给死者赐棺器盛殓，以防止疾疫传染。这方面仍以宋代处理得较好。在宋代，官方每于灾害过后招募僧人掩埋尸体，以度牒为奖励。此外，从北宋末年开始，各地普遍设立漏泽园制度，以掩埋因贫困无以安葬的无主尸体。宋代以后，各地均效仿这一制度，普遍建立漏泽园，从而减少了由尸体繁殖传染病毒细菌的机会。④患者隔离。对于疾疫的传染性问题，自东汉以后，开始有了隔离患者的记载，显示人们已经开始重视流行病的传染性问题。至迟到晋代，则已成为制度。萧齐时，太子长懋等人曾设立了专门的患者隔离机构——六疾馆，以隔离收治患病之人。唐代则是由僧人开设乞丐养病坊，以隔离收治病患者。从宋代开始，出现大量官办养病机构，都有隔离病患的作用。

1.4　古代世界医学的疾病预防

医学科学发展的历史，是人类与疾病做斗争的历史。构成医学重要组成部分的预防医学也是在人类与疾病做斗争过程中逐步发展起来的。有记载的资料可追溯到远古时代。公元前3000年左右，古埃及就有了较高的防腐杀菌技术；古罗马时代很早就注重公共卫生对策，禁止在城内火葬和土葬。古代人从健康角度出发，在城市建设中安装上、下水道环境卫生设备，这在古代印度、埃及、希腊、罗马都有记载。我国在公元前17世纪就出现了水源防护、墓葬、传染病隔离等简单的卫生措施。公元前1500年左右，印度文化中对结核、天花等传染病症状有详细的描述，并明确了疟疾是由蚊子叮咬、鼠疫由老鼠传播所致。人类科学地认识疾病原因起源于古希腊兴起的思想解放运动。当时提出了疾病的原因，特别包括了气候和物理环境在内的自然因素，这使当时古希腊的医学开始运用科学的思想和方法判断疾病的发生。

有代表性的人物是古希腊医生希波克拉底（Hippocrates）和古罗马医师盖仑（Galennus）。古罗马以后，欧洲进入了黑暗的统治时代，医学发展受到严重阻碍，卫生状况恶化，卫生设施低劣，全欧洲出现了非卫生状态。7世纪左右，伊斯兰教教徒在非洲、远东地区、巴尔干地区传教，去圣地麦加的巡礼团发现路上的村镇到处霍乱流行。以后，十字军远征，霍乱、鼠疫、麻风蔓延欧洲各国。传染病中以鼠疫的流行最严重，特别是欧洲—远东—中国之间贸易使其蔓延更加迅速、范围更广。这一时期，由于传染病流行带给人类的灾难，医院、大学、公共卫生制度等相继在欧洲建立起来，加上物理学、化学、解剖学、生理学、显微镜、望远镜、温度计、气压计等知识技能的创始和发明，对观察发病因素和机体变化有了新的认识，医学进入了黎明和变革时期。在这一时期的预防医学也得到了迅速发展。

18世纪后半叶开始的工业革命席卷欧洲，工业经济的兴起，使工业集中，人口都市化。环境破坏、工人的贫困和城市居民公共卫生状况恶化成为这一时期的突出特点。由于工人生活贫困、营养不良，居住环境卫生条件恶劣，霍乱、结核等传染病流入城市，使居民死亡率迅速增加。为改变这种状况，1848年，英国设立了全国卫生局，并制定了世界上最早的卫生立法——《公共卫生法》。立法规定，城市必须设立上、下水道，采用专家参与地方卫生行政部门。从1858～1871年，英国实行全国卫生状态年报，其中包含霍乱、痢疾、结核、职业性肺疾病的发病状况，居民的饮食、住房及医院卫生状况。英国公共卫生理论和实践影响了整个欧洲和美国。19世纪后半叶，霍乱、结核杆菌等许多危害人类的传染病的病原体陆续被发现，一个时期内，公共卫生以应用微生物学为实践，卫生学则以研究病原微生物为主流，使得细菌学和免疫学成为卫生学的一个分支，进而使寄生虫学和寄生虫病学从卫生学中分化出来。这一时期，随着环境问题的突出，食品工业的迅速发展，学校教育的备受重视，环境卫生学、营养与食品卫生学及学校卫生学逐渐形成和发展，成为独立的学科。19 世纪末到 20 世纪初，人类从战胜天花、霍乱、鼠疫等烈性传染病的经验中，以及面对工业革命的人口城市化、人口增长、环境污染等所造成的一系列卫生问题，逐渐认识到，从个体预防疾病，效益不高，必须对整体进行预防，才能取得显著效益，并且认识到在改善环境和劳动条件的同时，还要注意保护宿主，控制病因。而在实践中，人类已经积累了免疫接种、隔离检疫、消杀病媒动物、处理垃圾粪便、重视食品和饮用水卫生的经验以及认识到国家在城市规划中，应首先考虑上、下水道和居民、工厂的卫生设施及环境卫生、卫生立法等，真正地把卫生学概念扩大至公共卫生，个体防病扩大到社会性预防措施，这是医学史上著名的第一次卫生革命。这次卫生革命，使预防医学形成了较完善的体系，特别为当时降低严重威胁人类的各种传染病和寄生虫病的发病率、死亡率，做出了重大贡献。

健康和预防疾病问题一直是人们最关心的话题，因为在环境污染严重、工作和生活节奏加快的今天，尤其需要重视疾病的预防。在我国疾病引起死亡的十大病因如高血压、糖尿病、冠心病、慢性阻塞性肺疾病、各种恶性肿瘤等中，它们最终发展为致命的中风、心肌梗死、酸中毒、肾衰竭、呼吸衰竭、心力衰竭等，是一个长期的过程，而这些疾病早期均有迹象。“千里之堤，溃于蚁穴”，假如我们能正视这“蚁穴”，如果你足够聪明，能够重视并采取积极的预防措施（如饮食调节、戒烟等），就不会在若干年后发展为大病，因为到那时再治疗，即使再积极，为时也晚。所以我们一辈子都要重视预防，随时关注自己，有病及时防治，事半功倍。我们需要记住，“最好的医生是你自己”这句古希腊名医希波克拉底的话，希望每个人都能真正理解预防胜于治疗的真正含义。

2 成功预防后远离的疾病

与战争、灾难相比，在漫长的历史长河中，传染病一直是人类健康更主要的杀手，是人类生存的大敌。人类对于传染病的病因、病原、预防、诊断、治疗，总是由不知到知，由知之不多到知之甚多。向传染病宣战，全世界是一个战场。尤其是近两个世纪以来，随着基础医学的不断发展，特别是抗生素的出现以及公共卫生的改善，人类对于以微生物为病原体疾病的防治效果大为改观，战胜疾病的速度也大大地加快了。在医学发展史上，微生物学揭示了疾病发生的原因是微生物在作怪，从而指明了防治疾病的正确途径。而从预防天花开始，人类发现了自身的免疫系统，建立了免疫学。从病原微生物学到免疫学，人类将与流行性疾病的斗争真正地置于科学的基础之上，医学科学的发展使人类在消除疾病、增进健康方面迈出了重要的一步。免疫学科的发展推动了疫苗的研制开发，很多以前被人们认为如同洪水猛兽的烈性传染病，已经有了行之有效的疫苗，在大面积接种后，一些传染病如天花、脊髓灰质炎、流脑、乙脑、麻疹等已经得到了较好的控制。

如果我们翻开历史就会发现，传染病这个人类的天敌，一刻也没有停止过对人类的侵害，夺走了许多宝贵的生命。有报道表明，人类历史上最严重的瘟疫有：14 世纪发生在欧洲的鼠疫，死亡 2 000 万人；17 至 18 世纪发生在欧洲的天花，造成 1.5 亿人死亡；19 世纪末至 20 世纪在亚洲、欧洲、美洲、非洲发生的鼠疫，导致 1 000 万以上人死亡；而 1918 年发生在亚洲、欧洲、美洲、非洲的流行性感冒，则使 2 500 万人死亡。人类历史上还有不少重要的传染病，如结核病（在 1949 年以前的中国，占各种死因的首位）、疟疾（甲古文中有记载）、伤寒

（20世纪30年代以前，在世界各国广泛流行）、流行性脑脊髓膜炎（世界上有30多个国家流行）、白喉（1583～1618年暴发第一次世界大流行）、细菌性痢疾（公元前4世纪，希波克拉底已认识此病）、炭疽（抗生素出现之前死亡率为20%～30%）、麻疹（婴幼儿常见的病毒性急性传染病）、斑疹伤寒（在第一次世界大战期间被称为"战争瘟疫"）等。但是，人类并未在肆虐的传染病面前退却，而是从无数次挫折甚至惨败中吸取经验与教训，始终不渝地探寻着控制传染病的对策，并在与传染病较量中取得了四个方面的重大突破，即隔离检疫制度的建立、病原微生物的发现、特效药物的出现和疫苗的诞生。抗生素和疫苗，是20世纪人类的伟大发现，其广泛应用，使人类在与传染病的斗争中取得了突破性的进展。被称为烈性传染病的三种疾病——天花、鼠疫和霍乱，曾多次造成人类历史上尸横遍野的惨景，而到了20世纪80年代，天花这一人类的头号大敌已绝迹。在消灭了天花之后，世界卫生组织又制订了2000年在全球消灭脊髓灰质炎（小儿麻痹症）、麻风、麦地那龙线虫病等传染病的计划，其中较为成功的是消灭小儿麻痹症，目前在绝大多数国家和地区（包括中国）都已消灭，只剩下4个国家和地区，数百个病例。2008年，经过半个多世纪艰苦卓绝的奋斗，在全球83个丝虫病流行国家和地区中，中国率先消除丝虫病。另外，由细菌所引起的传染病如结核病、麻风病、猩红热等，由于有了抗生素，死亡率大幅下降，使这些疾病变得不再可怕。疫苗的问世，使麻疹、流行性脑脊髓膜炎、百日咳、白喉、破伤风等，这些曾经严重威胁人类生命健康的疾病被控制。人类在与传染病的抗争中战绩卓著。

2.1 天花

清顺治皇帝、英国女王玛丽二世、德国皇帝约瑟夫一世、法国皇帝路易十五、俄国皇帝彼得二世等，都因为感染同一种疾病而毙命。这种疾病就是天花，曾引起除南极地区外其他各大洲成千上万人的死亡，英国史学家纪考莱把天花称为"死神的忠实帮凶"。经过人们的努力，终于将其消灭，1980年5月，第33届世界卫生大会庄严宣告全世界已经消灭天花。天花的消灭是人类疾病斗争史上的一个辉煌的胜利。今天的年轻人已经对天花很陌生，人类患天花病已经是很遥远的事了。

2.1.1 悠久的历史

据推测公元前1万年，在非洲或亚洲农业部落出现人类聚居生活后，天花就流行了。在当时，拥挤的生活条件，使驯化的动物与人密切生活在一起，天花病毒可能从驯化动物无害的正痘病毒逐步适应于人，也有可能天花病毒源自啮齿类动物。

天花出现在印度已有2 000多年的历史，可能由旅行队或海运传染到印度。天花传入中国在48～49年。164年，天花出现在美索不达米亚作战的罗马士兵中，复员的士兵把天花从波斯传到叙利亚，然后传入意大利。580～581年，天花流行传遍法国南部和意大利北部。585年天花传入日本和朝鲜。天花首先从北非传入欧洲，622年，天花通过侵略战争的阿拉伯军队传入西班牙、葡萄牙和法国。在十字军改革运动期间，天花再度流行，东征后回国的十字军骑士们将天花传入英国和爱尔兰。

12世纪以后，天花在欧洲许多地方流行，1438年，巴黎的一次大流行就死亡35万人。1589年，在东非发生天花流行，不久在该大陆的西岸港口也流行。

17世纪，天花流行横扫欧洲，俄罗斯以及西伯利亚大部分地区均遭天花侵袭。18世纪，在全世界各地区，天花成为主要的流行性疾病。1789年及1829年，澳大利亚发生2次天花大流行。19世纪末，天花在佛罗里达及南非洲出现，再由佛罗里达传遍整个美国、加拿大、南美洲地区和英国。

1846年，在来自塞纳河流域、入侵法国巴黎的诺尔曼人中间，天花突然流行起来了。这让诺曼人的首领惊慌失措，也使那些在战场上久经厮杀不知恐惧的士兵毛骨悚然。残忍的首领为了不让传染病传播开来以致殃及自己，采取了一个残酷无情的手段，他下令杀掉所有天花患者及所有看护患者的人。这种可怕的手段，在当时被认为是可能扑灭天花流行的唯一可行的办法。但是天花并不会宽容任何人，它同样无情地入侵宫廷、入侵农舍，任何民族、任何部落，不论爵位，不论年龄与性别，都逃脱不了天花的侵袭。

18 世纪，欧洲蔓延天花，死亡人数曾高达 1 亿 5 千万人以上，甚至更多。

2.1.2 病魔——天花病毒

天花是感染痘病毒引起的，无药可治，患者在痊愈后脸上会留有麻子，“天花”由此得名。天花病毒外观呈砖形，大小约 200 纳米 ×300 纳米，抵抗力较强，能对抗干燥和低温，在痂皮、尘土和被服上，可生存数月至一年半之久。天花病毒有高度传染性，没有患过天花或没有接种过天花疫苗的人，不分男女老幼包括新生儿在内，均能感染天花。天花主要通过飞沫吸入或直接接触而传染，当人感染了天花病毒以后，大约有 10 天潜伏期，潜伏期过后，患者发病急，多出现头痛、背痛、发冷或寒战、高热等症状，开始体温可高达 41℃ 以上，伴有恶心、呕吐、便秘、失眠等。小儿常有呕吐和惊厥。发病 3 ~ 5 天后，患者的额部、面颊、腕、臂、躯干和下肢出现皮疹。开始为红色斑疹，后变为丘疹，2 ~ 3 天后丘疹变为疱疹，以后疱疹转为脓疱疹；脓疱疹形成后 2 ~ 3 天，逐渐干缩结成厚痂，大约 1 个月后痂皮开始脱落，遗留下瘢痕，俗称“麻斑”。重型天花患者常伴并发症，如败血症、骨髓炎、脑炎、脑膜炎、肺炎、支气管炎、中耳炎、喉炎、失明、流产等，是天花致人死亡的主要原因。

天花是世界上传染性最强的疾病之一，天花病毒繁殖快，能在空气中以惊人的速度传播。假设美国俄克拉荷马州有 3 000 人感染天花病毒，12 天内病毒就会扩散到美国各地，殃及数百万人。

2.1.3 种痘预防天花

天花严重威胁着人类健康，因此人类在很早就已经开始研究和摸索防治天花的方法。据中国古代医学文献的记载，北宋真宗年间，天花流行比较严重，当时的丞相王旦担心自己的小儿子感染天花，当听说四川峨眉山有一位道士有预防天花的仙方时，便派人将道士请到府中。这位道士拿出一些药末，倒在一个小竹管里，拿起小竹管将药末吹到小孩的鼻孔里，并说种了这个以后，过十天大概会发热，然后会出现一些红色的皮疹，再过几天，热退疹消，小孩今后就不会再得天花了，后来果然如此。

其实，所谓的“仙方”并不是什么神丹妙药，而是用天花患者身上的干痂研磨制成的粉末。将这种含有天花病毒的粉末吹入小孩的鼻内，他就会染上轻度天花。这样，体内有了抵抗力，就不会再得天花了。我国古代将天花称为“痘”，将道士的这种预防方法称为“种痘”。由于它带有毒性，人接触了一定量的有毒物质后就获得了对毒物的抵抗能力。可以说，这其中包含了比较朴素的免疫学思想。

到了明代以后，人痘接种法开始盛行起来。在清代，康熙皇帝十分重视人痘预防天花的推广，有关幼儿种痘的方法也被收入了钦定的医学教科书，官方的提倡和推广使得接种技术有了很大的提高。清康熙年间，俄国医生到北京来学习种人痘的方法，以后便由俄国传入土耳其。18 世纪，一位英国驻土耳其的公使夫人，先后给她 3 岁和 5 岁的孩子接种了人痘，并致信英国王妃，希望推广这个技术。这一年人痘接种在英国也获得了承认。人痘接种法无疑是中国人民最伟大的历史创造之一，它造福于全人类并促进了医学的新发展。

2.1.4 天花疫苗接种

英国的牛痘接种法是人痘接种法的一次重大革新，它最终完全降服了曾经肆虐全球的天花。18 世纪，欧洲天花横行，人们因天花难以遏制的传染而陷入惶恐。而当时从中国传去的人痘法并没有被广泛采用。同时，人痘接种还是具有一定的危险性，因为在古代人们对于病毒的特性还不太了解，对于减毒的效果也不能确定，有时候由于人痘没有完全被减毒，接种以后反而可能就感染天花了。那么，能否找到一个更有效、更安全的办法来杜绝可怕的天花呢？英国的一位乡村医生爱德华·琴纳开始了对这个难题的艰难探索。

有一天，一位姑娘到琴纳的诊室看病，琴纳判定姑娘患的是天花，但姑娘却坚决地肯定自己得的不是天花。因为在她们的奶牛场，几十个女工从来都没有得过天花，只不过是在手上长过小痘疮。牛痘是牛的一种轻微传染病，有意思的是，凡是患过牛痘的人就不会再患上天花了。这让琴纳产生了灵感：挤奶女工身上的小痘疮和天花到底有什么关系？通过仔细观察发现，牛身上长出的牛痘水疱和天花患者身上的症状十分相似。这使他进而想到是不是有可能给人接种牛痘呢？

1796 年 5 月 14 日，琴纳给一位 8 岁的男孩接种牛痘。琴纳用小刀在小孩上臂的皮肤上轻轻地划了一道刀痕，然后十分小心地将他从牛奶女工那里获得的出痘的浆液轻轻地涂抹在男孩皮肤的刀痕处，完成了牛痘的接种。随后的一段时间，琴纳对这个男孩进行了严密的观察，从种痘到结痂、长脓包到最后脱痂，牛痘接种成功了。但同时一个新的问题又摆在了琴纳的面前：种了牛痘的人是不是就一定不会得天花呢？为此，琴纳又进行了更深入的研究。他给种了牛痘的男孩又接种了天花，半个月过去了，被接种天花的那个小男孩安然无恙。人类历史上第一次接种牛痘预防天花的试验终于成功了。这是人类数千年来向天花病毒发起的最大反击，被医学家称为“死神的帮凶”的天花终于被人类征服了。试验成功后，琴纳为附近的村民免费接种牛痘。但在当时，教会认为琴纳的发现违背了上帝的旨意，因为这意味着作为万物之灵的人的命运居然要取决于牛脓疱疮。伦敦上流社会的人们也对此不理解。琴纳回到家乡，继续为村民们免费种牛痘。1798 年，英国、法国、俄国等地区又流行天花，这时经过琴纳接种牛痘的人已达到 2 000多人。在这次天花流行期间，这 2 000 多人没有一个人被传染天花，琴纳牛痘接种法的成功再一次得到了印证。1805 年，牛痘接种法传入中国，逐渐取代了人痘接种。随着牛痘接种法在中国的不断推广，1961 年中国全面消灭了天花。

2.1.5 消灭天花的计划

1801 年琴纳根据天花系人类疾病无动物宿主，感染者若不死亡则获终身免疫，以及拥有颇有成效的疫苗这 3 条基本原理曾提出根除天花的构思。1950 年泛美卫生组织（PAHO）着手策划普及种痘，拟在全美消灭天花，8 年内天花传播被制止。此项成就鼓舞了苏联卫生部副部长日丹诺夫，他根据天花法则向第 11 届世界卫生会议提出全球消灭天花的建议。此项提议于 1959 年被采纳。1967 年，全球消灭天花的计划进一步加强，提出在 10 年之内完全根除天花的战略目标。威廉·弗格医生于同年提出加强报告制度，在发生天花的地区加强种痘，代替过去大面积广泛免疫的做法。这一措施证明，即使在种痘人效不超过 50% 的地区也显成效。1977 年 10 月，世界上最后一例天然发生的天花病例——索马里炊事员阿里·马奥·马丁被治愈，1980 年 5 月世界卫生组织宣布人类成功消灭天花。“天花”这个疾病的名称永远记载在历史上。为了消灭天花，10 年内耗资 3 亿 1 千 3 百万美元。由于种痘的并发症（脑炎、湿疹），其危险性远远超过感染天花的可能性，美国儿童常规种痘制度在 1971 年即已终止。1983 年公民用的商品牛痘苗已取消。1980 年世界卫生组织建议除从事有关研究工作者外，全世界停止种痘，并提出 2 亿份剂量的冻干牛痘苗及牛痘苗病毒株由世界卫生组织负责保管。

值得一提的是 1966 年开始“天花扑灭加强行动”时，中华人民共和国还没有恢复联合国的合法席位，与西方国家在防疫方面缺乏交流。我们消灭传染病的秘诀是高效的政治动员。1950 年 1 月至 8 月，中国境内天花患者仍然有 44 211 例，分布在全国广泛的地域，这一年，因天花而死亡的有 7 765 人。1950 年 10 月，中央人民政府政务院发布了由周恩来总理签发的《关于发动秋季种痘运动的指示》，做出在全国各地推行普遍种痘的决定。到 1952 年，全国各地接种牛痘达 5 亿多人次。北京在 1950 年天花疫苗接种率就已经达到了 80%，成为了中国首先消灭天花的大城市。1961 年我国最后一例天花患者的痊愈，这比全世界消灭天花早了十几年。

2.1.6　生物战争与生物恐怖

早在 1763 年，在北美的英国军队统帅阿默斯特（Amherst）爵士，曾利用天花病毒作为生物战争武器，命令士兵将染有天花病毒的地毯投向敌方。当前利用基因工程将天花病毒组建为提供战争使用的致病因子是有可能的，有关天花病毒作为疫苗的危险性也曾进行广泛的讨论。1976 年经世界各国的努力，限制所有剩余的天花病毒株，并在实验室提供足够的容器设备及安全保存场所。至 1983 年年底已将所有的天花病毒株保存在世界卫生组织指定的两个地点：①亚特兰大疾病控制和预防中心；②莫斯科病毒制品研究所。几年后，为考虑安全，俄罗斯当局将病毒株迁移至新西伯利亚地区科尔特索伏俄国病毒和生物技术研究中心。

1994 年 9 月世界卫生组织在有关正黏病毒感染的讨论会上一致认为生物战争或不慎引起天花暴发流行的危害性远远超过其病毒对科学研究的利益。1996 年 5

月第49届世界卫生会议通过一项决议，即将剩余的天花病毒，临床有关标本包括其他含有传染性天花病毒的材料及其病毒基因组DNA，于1999年6月30日销毁。世界卫生组织将保存500 000份剂量的牛痘苗，此牛痘苗的毒株保存在荷兰世界卫生组织天花牛痘苗合作中心。后来这项计划又被推迟。因为病毒学家和公共卫生专家在如何处理仅存的天花病毒的问题上发生了争论：是彻底消灭，还是无限期冷冻？主张彻底消灭的人认为：彻底消灭现在实验室里的所有天花病毒，是不使天花病毒死灰复燃、卷土重来的良策。但另一些科学家认为，天花病毒不应该从地球上完全清除。因为，在尚不可知的未来研究中可能还要用到它，而一旦它被彻底消灭了，就再也不可能复生。美国政府已向全世界表示，反对销毁现存的天花病毒样品，以便科学家继续研制防止天花感染的疫苗和治疗天花的药物。美国政府的理由是，“9·11”恐怖袭击事件和炭疽威胁发生后，美国必须做好对付生物恐怖威胁的准备，为继续研究对付天花的手段，必须保留这一病毒样品。

在历史上，曾经不止一次出现过实验室流出病毒的事件。最著名的事故是1979年的苏联炭疽菌流出事件，事故中有几十人受感染死亡。2003年，新加坡环境卫生研究院实验室由于工作人员操作程序不当，发生病毒实验室感染事件。2003年12月在中国台湾，2004年4月中国疾控中心传染病预防控制所实验室也发生两起类似事故。这些事件都像警钟一样，提醒着人们，存放在实验室的病毒也并非万无一失，天花病毒也有可能被战争贩子用于罪恶的生物战争。至于天花病毒的最终命运如何，人们正拭目以待。

2.2 脊髓灰质炎

公元前1000多年埃及浮雕上一条腿萎缩的年轻祭司和著名美国前总统富兰克林·德兰诺·罗斯福，都是因为感染一种病毒造成了身体的残疾。这种病毒就是脊髓灰质炎病毒，每年曾导致全世界数以万计的儿童死亡或者严重残疾。20世纪50年代，科学家制备出了脊髓灰质炎疫苗——脊髓灰质炎糖丸减毒活疫苗。1988年，世界卫生大会发起消灭脊髓灰质炎行动。在过去的20年，消灭脊髓灰质炎工作取得巨大成果，脊髓灰质炎病例由1988年的约35万例下降至2010年的1 292例，病例数量减少了99%以上。2010年，全世界只有4个国家仍有脊髓灰质炎流行。作为一种在人类历史上已经流行了数千年的传染病，脊髓灰质炎正处于灭亡的最后阶段。根据原定计划，人类本应在2000年彻底消灭它——这一目标在10年之后的今天仍然没有实现。由于消灭脊髓灰质炎的计划每年面临着数亿美元的资金缺口，再加上战乱、贫困和宗教等因素，世界卫生组织计划彻底实现全球消灭脊髓灰质炎的目标仍然有一段很长的路要走。

2.2.1 古老的疾病

脊髓灰质炎和天花具有一些相似性：它们都是严重的传染病，它们都是由病毒引起的，它们可能同样非常古老。人们发现，3 000多年以前的埃及法老可能就患过天花，在一块公元前1 000多年前的埃及浮雕上，则可能提供了关于脊髓灰质炎的最早记录——在浮雕上的那个年轻祭司的一条腿萎缩了，这一特征与脊髓灰质炎发病后的症状很相似。然而，直到18世纪，人们才意识到作为一种特定疾病存在的脊髓灰质炎。1789年，英国的医生伍德胡德（Michael Underwood）做出了世界上第一例脊髓灰质炎的临床描述。1840年，德国的医生海涅（Jacob von Heine）系统地研究了脊髓灰质炎，认为它很可能牵扯到脊髓。但是，由于当时条件的限制，海涅无法进一步了解这种传染病的本质是什么。1909年，美籍奥地利医生兰茨泰纳（Karl Landsteiner）和波普尔（Erwin Popper）分离并确认了脊髓灰质炎病毒是导致脊髓灰质炎的病原体。然而，针对脊髓灰质炎的疫苗却迟迟没有发明出来。

随着工业革命引起的城市化，该病变得流行起来。1916年，纽约发生暴发脊髓灰质炎的第一次大流行，在报告的9 000多个病例中，有2 343例死亡；当年在美国全国内共有27 000个病例，6 000例死亡，其中大多数都是儿童。此后，该病在20世纪频繁暴发，1952年是迄今为止疫情最严重的一年，美国报告的病例为57 628例。在20世纪早期，为了治疗患有脊髓灰质炎的患者，一种叫作“铁肺”的呼吸辅助装置应运而生。1928年，哈佛公共卫生学院的工业卫生师Philip Drinker和Louie Shaw发明了一种称之为“铁肺”的呼吸装置，以治疗脊髓灰质炎引起的呼吸肌麻痹。大多数患者在此装置上度过两周便可，但不幸的是，有些患者将是“终生的禁锢”。到1939年，美国大约有1 000位患者使用。今天，人们已通过接种疫苗和现代高科技呼吸装置来应对脊髓灰质炎。

2.2.2　病魔的元凶

今天我们知道，脊髓灰质炎是由脊髓灰质炎病毒一种RNA病毒引起的。脊髓灰质炎病毒一共有3种亚型，相互之间中和试验无交叉反应。脊髓灰质炎病毒通过患者的粪便或口腔分泌物传染。人类是脊髓灰质炎病毒的唯一宿主，长期携带病毒的情况（例如无症状，但仍持续排出病毒长达6个月以上）很罕见。常侵犯中枢神经系统，损害脊髓前角运动神经元，导致肢体松弛性麻痹，患者会出现发热、颈部僵硬、呕吐等症状，严重的会因为呼吸肌肉麻痹而死亡。在儿童中瘫痪病例与隐性感染及无瘫痪病例之比可高达1∶1 000，成人中也可达1∶75。多见于儿童，故又名小儿麻痹症。

2.2.3　总统的基金

历史上最著名的一位脊髓灰质炎患者是富兰克林·德兰诺·罗斯福。1921年的夏天，他在一次游泳之后染上了脊髓灰质炎，最终造成了下肢瘫痪。1938年，这位领导美国人与法西斯作战的总统发现脊髓灰质炎在美国的流行趋势开始恶化，于是建立了小儿麻痹症全国基金会，用于救治脊髓灰质炎患者，并促进疫苗的研制。此前，罗斯福一直致力于帮助和他有着相似痛苦的患者。为了给基金会募捐，罗斯福请求他的一位朋友——喜剧演员康托尔（Eddie Cantor）的帮助。康托尔通过广播电台向美国人发出募捐的请求——只要为小儿麻痹症全国基金会寄去几个硬币就可以。

在小儿麻痹症全国基金会的支持下，索尔克（Jonas Salk）医生在实验室里成功地培育出了全部三种脊髓灰质炎毒株。索尔克把病毒杀死制成疫苗，并于1952年在患脊髓灰质炎康复的儿童身上进行了实验，结果实验者血液中脊髓灰质炎抗体增加了。接着，索尔克在自己、妻子和孩子身上进行了接种实验，结果他们体内出现了相应的抗体，并且没有患上脊髓灰质炎。

1953年，索尔克把他的研究成果公布出来。当有记者向他询问谁拥有脊髓灰质炎疫苗专利的时候，索尔克回答说："没有什么专利。你能够为太阳申请专利吗?"即使在今天这个对科学研究成果的专利存在争议的时代，索尔克的观点仍然是比较激进的。

2.2.4 脊髓灰质炎疫苗

目前国际上使用的脊髓灰质炎疫苗有两种：减毒活疫苗和灭活疫苗，即所谓"活疫苗"和"死疫苗"。人类最初研制成功的脊髓灰质炎疫苗是"死疫苗"。

1954年，美国有200万儿童接受了索尔克的疫苗实验，结果表明这种疫苗保护儿童免受脊髓灰质炎侵害的有效率为80%～90%。随后，这种所谓的灭活脊髓灰质炎疫苗（IPV）成为了脊髓灰质炎标准的预防手段。虽然索尔克的疫苗效果很好，但还不是足够好，它还不能有效阻断病毒的传播。

20世纪50年代，美国辛辛那提大学的萨宾同样也在小儿麻痹症全国基金会的支持下进行疫苗的研究。与索尔克的疫苗不同，萨宾把脊髓灰质炎病毒在猴子的肾脏细胞中一代又一代的培养，直到筛选出不能致病的毒株，得到的为OPV。这种疫苗采用口服滴剂的形式，比索尔克的疫苗针剂注射方式简单，并且能够有效阻断病毒在人群中的传播。

由于发现"活疫苗"在抵御脊髓灰质炎野病毒流行中更具功效，世界上大多数国家都采用了减毒活疫苗，成为了预防脊髓灰质炎的主要手段。但毕竟疫苗使用的是减毒的活病毒株，对于极个别免疫功能低下儿童可引发疫苗相关麻痹病例。同时，疫苗病毒随服用者粪便排出体外后，在自然界中可以感染未服用减毒活疫苗的个体，发生病毒基因突变的积累，从而形成脊髓灰质炎疫苗衍生病毒（VD－PV），构成一种新的致病威胁。

随着脊髓灰质炎野毒株病例的消除，很多国家从20世纪末开始使用注射型的脊髓灰质炎灭活疫苗，因为脊髓灰质炎灭活疫苗采用已失去活性的脊髓灰质炎毒株，接种后没有病毒变异、毒性回升的危险，从安全性角度出发，即使是免疫低下的儿童也能使用。近年来不少发达国家改用灭活疫苗预防脊髓灰质炎，目前世界已有41个国家和地区采用全程接种脊髓灰质炎灭活疫苗。此外，还有18个国家和地区采用脊髓灰质炎灭活疫苗和脊髓灰质炎减毒活疫苗的混合接种程序。

2.2.5 消除脊髓灰质炎计划

研究发现，人是脊髓灰质炎病毒的唯一自然宿主，只要消除了脊髓灰质炎病毒在人群中的传播，脊髓灰质炎完全可以像天花一样被彻底消灭。与此同时，脊髓灰质炎每年仍然会给世界带来50万名残疾儿童，有了完全消灭天花的成功经验，人们感到下一个目标应该是脊髓灰质炎了。

1988年，在第41届世界卫生大会上，通过了一项全世界消灭脊髓灰质炎决议。它标志着由世界卫生组织、美国疾病控制和预防中心以及联合国儿童基金会率先发起的全球消灭脊髓灰质炎行动正式启动。提出计划的当年，全世界一共有35万儿童新患上脊髓灰质炎。1994年，世界卫生组织美洲区域（36个国家）被认证为无脊髓灰质炎，随后，2000年世界卫生组织西太平洋区域（包括中国在内的37个国家和地区）以及2002年6月欧洲区域（51个国家）也获得认证。2010年，全世界只有4个国家仍有脊髓灰质炎流行。

世界卫生组织推荐常规免疫、群众运动、监测、扫荡式接种等四大消灭脊髓灰质炎策略，尤为突出的是为强化免疫而采取群众运动形式——国家免疫日。国家免疫日是为了补充及完善，而不是代替常规免疫而采取的措施；其目的是通过免疫高危险年龄组（通常为0～4岁）的每个儿童尽可能快地阻断野毒株循环。在脊髓灰质炎地方性流行的国家，通常包括一年两轮的国家免疫日（隔一个月），持续至少三年的期限，达到捕捉未免疫或仅部分免疫保护的儿童、提高已免疫儿童的免疫水平。这样，最敏感年龄组的每个儿童同时得到保护。

然而，尽管这一计划让脊髓灰质炎的发病数量急速下降，2000年——也就是计划的目标年份——全世界仍然有将近3 000人发病。世界卫生大会所确定的最初目标没有实现。

战争是影响消灭脊髓灰质炎计划的因素之一。1985年，萨尔瓦多内战的各派力量休战三天，为全国的儿童进行包括小儿麻痹症在内的6种儿童传染病疫苗接种。这是人类历史上首次因为公共卫生问题而进行的“休战日”。然而不是所有的情况都能如此理想。在索马里和阿富汗等地，由于战争的原因，很难让当地每一名适龄儿童接种疫苗。

“战争和贫穷会削弱社会结构。结果我们不能为足够多的儿童进行接种。对于脊髓灰质炎这个特殊的问题，即使漏掉一个儿童，也可能导致这一疾病的重新流行。”联合国儿童基金会的新闻官海佳杰曾说过。以索马里为例，2002 年该国新发病例只有 3 例，但是由于包括首都摩加迪沙在内的地区仍然是武装冲突的热点，脊髓灰质炎的免疫接种工作很难在那里有效开展，“那里仍然是（脊髓灰质炎）传播的高危地区”。

2.2.6 疫苗相关病例——新挑战

随着脊髓灰质炎野病毒的消失，脊髓疫苗衍生病毒对未服用疫苗免疫的个体构成了一种新威胁。其中有些毒株神经毒力与脊髓灰质炎野病毒相似，感染后可以引起永久性的麻痹，并可在人与人之间传播。

在加勒比伊斯帕尼奥拉岛的某地，一名儿童因感染用于制造疫苗的活脊髓灰质炎病毒而瘫痪。与疫苗有关的脊髓灰质炎瘫痪病例已经存在多年，但无论是从前还是现在都依然少见。而这个病例令人担忧的是，疫苗衍生病毒像野生病毒那样传播，并导致了一场疫情。最近几年，由疫苗衍生病毒引起的脊髓灰质炎暴发已在 10 多个国家和地区相继发生。2004 年，在我国贵州省贞丰县也发现了两例病例。

这种威胁需要提高疫苗免疫覆盖率。尼日利亚和印度尼西亚等国家因某种原因停止减毒活疫苗常规免疫或强化免疫后，均再次发生了脊髓灰质炎大流行。在我国贵州省贞丰县疫苗衍生病例所在村庄与邻近村寨的调查证实，儿童免疫接种率很低，脊髓灰质炎疫苗 3 剂次的服用率仅为 10% ~60% 。

2.2.7 时刻警惕输入性疫情

我国最后一例脊髓灰质炎本土野病毒病例发生于 1994 年，1999 年发现输入性病例。2000 年 10 月，世界卫生组织西太平洋地区宣布成为无脊髓灰质炎区域，标志着我国已实现无脊髓灰质炎目标。但是，2011 年 8 月，新疆和田、喀什、巴音郭楞蒙古自治州和阿克苏 4 个地区先后出现脊髓灰质炎病毒疫情，这是 10 年来我国首次发现脊髓灰质炎野病毒疫情。经世界卫生组织证实，此次疫情为输入性脊灰野病毒引起，世界卫生组织判断引起此次疫情的病毒源自巴基斯坦。

虽然全球多数国家地区已经实现了“无脊髓灰质炎”目标，但世界上还有3个国家（尼日利亚、巴基斯坦和阿富汗）从未停止过本土脊髓灰质炎野病毒的流行。而且，在一些已经实现无脊髓灰质炎的国家和地区近年又重新输入野病毒导致新的传播链，有些病例已经消失多年的国家再度发生了脊髓灰质炎野病毒输入，有的甚至还引发了脊髓灰质炎野病毒流行，使全球报告脊髓灰质炎野病毒病例国家迅速回升为20个。传染病无国界，国门挡不住。脊髓灰质炎病毒可以通过飞机、汽车、船只或徒步旅行的方式，远途传播，任何人都可能是携带者，只要有一名儿童仍然受到脊髓灰质炎病毒的感染，所有国家的儿童就都有感染该病的危险，并可在未接受免疫接种的人群中迅速蔓延。在任何一个国家如果存在免疫薄弱地区和免疫空白人群，就存在脊灰野病毒输入的风险。

2.2.8 消灭脊髓灰质炎尾声战略

2013年4月25日，全球消脊髓灰质炎行动在阿布扎比全球疫苗峰会上推出了一项6年期全面计划——2013~2018年消灭脊髓灰质炎尾声战略计划，首次提出同时消灭由野生脊髓灰质炎病毒和疫苗衍生病毒导致的各类脊髓灰质炎。根据这项计划，预计将在6年内提供55亿美元。全球领导人以及慈善界人士赞同此项计划，并认捐了近四分之三的预算资金。他们还呼吁更多的捐助方认捐，以筹集其余15亿美元，满足消灭脊髓灰质炎工作的资金需求。

因患脊髓灰质炎而瘫痪的儿童人数现已降至历史最低水平，2012年有223例。此项新计划的目的是利用这一最佳契机消灭脊髓灰质炎，抓住难得的契机，再接再厉，阻断脊髓灰质炎病毒的一切传播，以免无脊髓灰质炎国重新受到感染。

世界卫生组织总干事陈冯富珍指出，“数千年来，我们一直想战胜脊髓灰质炎。有了这项计划，我们可以彻底消灭这一顽疾。我们获得了脊髓灰质炎病毒新知识，有了新技术，并且可以采用新战术覆盖最脆弱的社区。我们从消灭脊髓灰质炎中获得的丰富经验、基础设施和知识有助于我们向所有儿童和所有社区提供基本卫生服务”。

该计划阐述了如何克服在人口稠密的城区、交通不便的偏僻地带以及不安全地区等为儿童接种疫苗所面临的业务挑战。根据该项计划，应利用在消灭脊髓灰质炎领域积累的经验和资源，加强高重点国家中的免疫接种系统。它还确定了一项计划制定程序，阐述了如何利用全球消灭脊髓灰质炎行动尤其在覆盖最边缘化和最脆弱儿童及社区方面的资源和经验，继续促进开展公共卫生领域的其他工作。据估计，到2035年，从降低治疗费用和提高生产力的角度衡量，全球消灭脊髓灰质炎行动的胜利成果总共可以带来400亿~500亿美元的净收益。

2.3 丝虫病

新中国成立初期，山东曾经有这样的民谣，“邹、滕、峄县，十人九疝”“泗河两岸，粗腿大蛋”。老百姓常说“四人围桌桌，狗都钻不过”，那些“大粗腿”，就是下肢象皮肿患者。这些人都是得了曾经让人们谈虎色变的淋巴丝虫病，民谣中真实描述了当时丝虫病严重流行状况。一些巨大的下肢和阴囊象皮肿，其病理赘生物可重达数十千克，观之触目惊心。一条细若游丝的小虫，曾令3 000多万中国人贫病交加，苦不堪言。经过半个多世纪艰苦卓绝的防治工作的开展，丝虫病在我国得到有效控制，2006年在全球83个丝虫病流行国家和地区中我国率先消除丝虫病，典型的象皮肿患者正逐步走出人们的视野……

2.3.1 丝虫病历史悠久

淋巴丝虫病是全球最古老的疾病之一。埃及开罗博物馆展示的4 000年前的古埃及法老塑像，显示患有右下肢象皮肿，即为该病典型临床表现之一。我国2 700多年前的古代医学书籍中就有记载，隋唐时期（581—907年）古籍中记载“两足胫红肿，寒热如伤寒状，从此或一月发，半月数月一发”。

2.3.2 第二大致残病因

丝虫病是一种严重危害人类健康的寄生虫病，虽一般不直接引起死亡，但可导致患者永久或长期致残，被世界卫生组织列为全球第二位致残性疾病，仅次于精神疾病。据1996年的估计，全球受威胁人口约12亿，丝虫病患者约1.2亿，其中慢性丝虫病患者4 000万；除欧洲区已无淋巴丝虫病的记载外，全球有83个国家和地区有淋巴丝虫病流行；就病例数来说大体是1/3在印度，1/3在非洲，另1/3在亚洲、太平洋岛屿和美洲。

2.3.3 丝虫病与贫困相伴而生

我国曾是丝虫病“重灾区”，丝虫病的流行不仅给人民的健康带来严重危害，也成为因病致贫的重要原因之一。新中国成立初期，重庆有首民谣“秀山米粮仓，本是好地方，十男九肿子（指象皮肿），一世不安康，轻者屙白尿（指乳糜尿），重者见阎王”，描述的恐怖场景，在旧时丝虫病流行区非常普遍。

淋巴丝虫病的临床表现，如反复发作的急性淋巴结/淋巴管炎、肢体淋巴水肿/象皮肿、乳糜尿、鞘膜积液和生殖器官畸形等，严重影响患者的劳动、生活、社交、学习、就业和婚姻。丝虫病不仅给患者和其家庭带来无尽的痛苦，更严重阻碍和制约了地方经济的发展，造成巨大的社会影响和经济损失，因病导致家破人亡的惨剧时有发生。因此，丝虫病已成为有该病流行国家和地区的一个社会顽疾，是导致贫困和不安定的重要原因之一。在全球38个最贫困的国家中，32个有淋巴丝虫病流行。据估计在流行淋巴丝虫病最严重的印度每年因该病损失约8亿美元。

2.3.4 象皮肿的来源

人的皮肤长得像象皮是一种象皮病，是由于一种丝虫长期寄生于人的淋巴系统的结果，也叫丝虫病。这是丝虫破坏了人体淋巴管的瓣膜，造成淋巴回流困难，由于淋巴液滞留，影响了局部血循环，皮肤及皮下组织因而增生、变厚、粗硬，而形成象皮肿。如果发生在腿部，腿肿大起来叫大腿疯；若发生在颈部，腋下就形成一块大肿瘤。

2.3.5 病魔——丝虫

丝虫病是由线形动物门的丝虫总科，通常称为丝虫的一类线虫寄生于人体所引起。寄生于人体的丝虫有8种。我国只有斑氏丝虫和马来丝虫两种病原体流行。但自20世纪70年代以来，从非洲一些国家等地归国的劳务人员中有发现感染罗阿丝虫、盘尾丝虫的病例。

斑氏丝虫和马来丝虫的生活史基本相似，以蚊为传播媒介，人为终宿主。蚊刺吸人血时，将微丝蚴吸入蚊胃，发育为感染期幼虫。当蚊再次刺吸人血时，口器内的感染期幼虫侵入人体，进入附近的淋巴管，再移行至大淋巴管或淋巴结内，最后发育为成虫。雌雄虫交配后其虫卵发育成微丝蚴，随淋巴液经胸导管至血循环，白天滞留于肺等器官的毛细血管内，夜间8时至翌晨4时出现于周围血液中。这种夜现周期性的形成是寄生虫与宿主关系长期适应的结果，但其机制尚不清楚。可能与迷走神经系统兴奋、宿主肺动静脉血氧含量张力差变化、微丝蚴的生物节律以及宿主生活睡眠习惯等有关。斑氏丝虫成虫多寄生于四肢、腹腔、腹膜后及精索等深部淋巴系统，马来丝虫成虫多寄生在四肢浅表淋巴系统，尤以下肢为多见。成虫寿命为10~15年，微丝蚴的寿命为3~24个月。

丝虫病的发生与发展取决于宿主的免疫反应、感染丝虫的类别、数量和频度、虫体发育和寄居部位等因素。其发病机制可能与下列因素有关：虫体的代谢崩解产物、幼虫的蜕皮液、成虫子宫分泌物等都具有抗原性，可引起局部和全身性变态反应，导致周期性淋巴管炎和淋巴结炎；成虫在淋巴管内可引起内皮细胞反应性增生、管壁水肿和嗜酸性粒细胞浸润等反应，至晚期纤维组织增生，管壁显著增厚，管腔狭窄，淋巴系统回流障碍，甚至阻塞，是阻塞性淋巴管炎、象皮肿的主要原因。有研究表明，成虫可分泌某些因子，导致淋巴管扩张、淋巴水肿和象皮肿。长期在流行区内生活而遭重复感染，可使病变的发展过程彼此重叠，导致病理变化愈益严重。

2.3.6 消除丝虫病

1997年第50届世界卫生大会通过了消除作为一个公共卫生问题的淋巴丝虫

病的决议，使该病成为继天花、龙线虫病、脊髓灰质炎之后第4个要求达到全球消除的传染性疾病。

我国是全球淋巴丝虫病流行最严重的国家之一，流行范围达山东、河南、湖北、安徽、江苏、上海、浙江、江西、福建、广东、海南、湖南、广西、贵州、四川和重庆等16个省、自治区、直辖市的864个县（市），受威胁人口达3.4亿，丝虫病患者达3 000多万人，其中慢性丝虫病患者540万人。新中国成立以来，我国政府高度重视丝虫病防治，将其列入优先防治的疾病之一，掀起了防治丝虫病的热潮，流行区各地开展了大规模的调查和防治工作。形成“遍地是灯火，到处是歌声”“千军万马齐上阵，万众一心除瘟神”的浩大场面。

20世纪60年代，山东省开始探索全民服药防治丝虫病，这是降低人群微丝蚴感染率的重要措施。但是，在丝虫病高度流行区，当人群微丝蚴感染率下降到5%左右时，这种方法的效果就不理想了。

1972年，山东省率先尝试使用枸橼酸乙胺嗪掺拌食盐防治丝虫病，每人每天平均服用40～50毫克乙胺嗪，食用4～6个月，可使微丝蚴感染率大幅降低。经过2 300多万人的推广应用，取得了突破性的防治效果。这一创举在全国迅速推广，极大地加速了我国消除丝虫病的进程。

在丝虫病防治领域，我国科学家取得了一系列令世界瞩目的成果。其中，最著名的是“传播阈值理论”。通俗地说，消除丝虫病并不是把病原、蚊子完全消灭，而是把病原控制到一个临界水平，就可以阻断传播，这个临界水平就是“阈值”。1982年，国家卫生部丝虫病专家指导组在分析了大量的数据之后，得出结论：当人群微丝蚴感染率约为1%时，丝虫病传播已无流行病学意义。在这种情况下，微丝蚴血症可于数年内陆续转阴，在未转阴前虽然仍可使蚊子感染，但感染率和感染度都相当低，不足以形成丝虫病传播。根据这一结论，我国最终确定了基本消灭丝虫病的标准：以行政村为单位，经过防治，人群微丝蚴感染率降低至1%以下，可以作为阻断丝虫病传播指征。1994年，我国实现基本消除丝虫病目标。

2006年，中国向第4届全球消除淋巴丝虫病联盟大会递交了《中国消除淋巴丝虫病国家报告》，这是自1997年第50届世界卫生大会通过《消除作为一个公共卫生问题的淋巴丝虫病》决议以来，世界卫生组织接受的第一个宣布实现消除丝虫病的国家报告，全球为之鼓舞。2007 年 5 月 9 日，世界卫生组织审核认可：中国成为全球第一个宣布消除丝虫病的国家。

然而，就在 2007 年夏天，广西壮族自治区某县报告发现散发的丝虫病病例。于是，卫生部组织丝虫病防治专家迅速赶赴广西。专家们经过调查发现，由于该县是丝虫病的老疫区，当年普服药盐的时候，有的村民不在家，这才导致了现在的新发病例。卫生部迅速向世界卫生组织做出通报。接着，世界卫生组织再次派专家来到中国核实消除丝虫病的情况，得出的结论是：残存的患者不会造成流行病学传播，中国可以放心地宣布已经实现了消除丝虫病目标。

尽管得到了世界卫生组织的认可，但卫生部又在 12 个流行区进行了丝虫病残存病例调查，对当年普查普治工作中可能存在的薄弱环节进行了核查。调查的结论再次证明：中国消除丝虫病的结论是科学、可靠的。

2008 年 11 月初，卫生部部长陈竺郑重宣布了这一消息。世界卫生组织总干事陈冯富珍评价，中国所取得的巨大成就，是全球消除丝虫病进程中的里程碑。

人类与疾病的斗争永无止境。然而，在中国，丝虫病已经成为一个旧时代的背影，渐行渐远，成为人们的记忆。

别了，丝虫病！

回顾人类与传染病的斗争历史，尤其是 20 世纪 70 年代以来，人类征服传染病的成就达到了一个前所未有的高峰，天花和脊髓灰质炎相继被消灭，丝虫病在我国实现了消除，不少长期肆虐的传染病得到了有效的遏制。这些都说明了随着医学的发展，人类有能力控制传染病。但同时我们还应看到，近年来新的传染病不断出现，老的传染病重新复燃，传染性非典型肺炎、甲型 H1N1 流感、人感染高致病禽流感等让人类一次次面临考验，人类同传染病的斗争仍任重而道远。

3　危害一方的地方病

在我国的很多地方，有一种严格的地方性区域特点的一类疾病，这就是我们所说的地方病，全国各省、自治区、直辖市都有不同的地方病发生，有的地区可多达五六种，受威胁人口多达4.2亿。地方病主要发生于广大农村、山区、牧区等偏僻地区，病区呈灶状分布，通常表现为在某一地区“占山为王，危害一方”。

地方病在一定地区内流行年代比较久远，而且有一定数量的患者表现出共同的病症。地方病分为化学性地方病和生物性地方病。

化学性地方病又称地球化学性疾病。人的生长和发育同一定地区的化学元素含量有关，出于地质历史发展的原因或人为的原因，地壳表面的元素分布在局部地区内呈异常现象，如某些元素过多或过少等。因此，在当地居民人体同环境之间元素交换出现不平衡；人体从环境摄入的元素量超出或低于人体所能适应的变动范围，就会患化学性地方病。

生物性地方病病因为微生物和寄生虫，是一类传染性的地方病，包括鼠疫、布鲁鼠疫、布鲁菌病、乙型脑炎、森林脑炎、流行性出血热、钩端螺旋体病、血吸虫病、疟疾、黑热病、肺吸虫病、包虫病等。

我国是地方病流行较为严重的国家，31个省（区、市）不同程度地存在地方病危害，主要有碘缺乏病、水源性高碘甲状腺肿、地方性氟中毒、地方性砷中毒、大骨节病和克山病。我国外环境普遍处于缺碘状态，除上海市外，30个省（区、市）都曾不同程度地流行碘缺乏病。水源性高碘病区和地区分布于9个省（区、市）的115个县（市、区），受威胁人口3 000余万。燃煤污染型地方性氟中毒病区分布于13个省（市的）188个县（市、区），受威胁人口约3 582万。

饮水型地方性氟中毒病区分布于28个省（区、市）的1 137个县（市、区），受威胁人口约8 728万。饮茶型地方性氟中毒病区分布于7个省（区）的316个县（市、区），受威胁人口约3 100万。燃煤污染型地方性砷中毒病区分布于2个省的12个县，受威胁人口约122万。饮水型地方性砷中毒病区分布于9个省（区）的45个县，且在19个省（区）发现生活饮用水砷含量超标，受威胁人口约185万。大骨节病病区分布于14个省（区、市）的366个县（市、区），受威胁人口约2 197万。克山病病区分布于16个省（区、市）的327个县（市、区），受威胁人口约3 225万。

3.1 地方性碘缺乏病

2003年2月17日，正值非典肆虐期间，上午9时左右，广东省清远市清新县的罗先生刚出门，就发现路边卖光碟的小贩摊前摆上了食盐，卖衣服的档口里也是。罗先生走进附近的一家超市，发现挤满了抢购食盐的人，原来0.9元一包的食盐已经涨到了2元，有的店更是涨到了3元。罗先生四下打听，尽管坊间流传的说法各异，但都多少与传染病的预防有关。罗先生也赶紧“抢”了5包回家。清远市横荷镇的梁先生得到消息时已经下午3时多，准备买盐时发现清远市区的食盐已经全部卖完。没有买到盐的他感觉“大难临头”，四处给朋友打电话，询问出了什么事。下午4时30分，广东盐业公司清远分公司一片混乱，工作人员也搞不清楚怎么一下子来了那么多人买盐，将公司挤得水泄不通。尽管工作人员反复强调，盐业公司并没有提高批发价，食盐的供应非常充足，盐里的碘很容易挥发，买多也没有用，但劝阻毫无成效。这样的场景很快蔓延到全国各地，很快全国人民奔走呼号，纷纷加入到买盐的大军之中。究竟是什么原因造成的呢？原来流言竟称“非典型肺炎”与缺“碘”有关，买回去的食盐可以用来洗头、漱口，或者煮水喝，可以预防非典型肺炎。这种消息到底是从哪里传出的，谁也说不清楚，反正现场的人全知道这回事。尽管后来证实此“碘”非彼“典”，食盐预防非典纯属无稽之谈，但这充分体现了食盐特别是加碘食盐在人们心目中的重要性。那么，为什么要吃碘盐？什么是碘缺乏病？碘和智力有什么关系？现在让我们先从碘说起。

3.1.1 奇妙的紫色烟雾——碘元素的发现

1811年拿破仑发动战争需要大量的黑色火药，它的主要成分是硝酸钾、硫黄和炭粉。那时，人们是用海藻灰的溶液把天然硝酸钠转变成硝酸钾的。一天，法国药剂师库尔特瓦斯在实验室里制取硝酸钾，爬在他肩上玩耍的小花猫，忽然从主人的肩上跳下来，撞倒了地上的两个瓶子，其中一个盛着海藻灰的酒精溶液，另一个里盛着硫酸。溶液流了一地，药剂师气极了，扬起手去打猫，眼前却突然出现了奇异的现象，混合到一起的液体中升起一缕蓝紫色的烟雾，像一朵美丽的彩云冉冉升腾，气味很难闻，直呛鼻子。更奇异的是，这种蓝紫色烟雾遇到冰冷物体后，不是凝结成水珠，而是变成紫黑色的、闪烁着金属光泽的颗颗晶体，这些晶体稍受热又会变成蓝紫色烟雾飘然而去。就这样，一种新的元素被发现了，它被命名为碘，它独具的这种由固体状态不经过液体状态直接变成气体状态的性质称作“升华”。正是这个特性决定了碘易于“丢失”。

3.1.2 自然界中的碘

碘在自然界中分布广泛，在海水中含量比较高而且很稳定，1升海水中含碘50~60微克，在岩石、土壤、内陆江河及动植物中含量都很少，而且很不均匀。动物体内的碘主要来源于食物和饮水，植物吸收土壤中溶于水的碘。自然界的碘以化合物的形式存在，而碘的化合物又都溶于水，所以在自然界碘是随水而循环的。也就是海洋中的碘逸出海面进入大气，大约每年有40万吨，大气中的碘随着雨、雪等降落到地面，一年每公顷土地能得到5~20克碘，陆地的水供动物、植物利用后又回到地面，流入江河，最后回到海洋。

碘在自然界分布广泛，为什么还会有环境缺碘呢？这个“环境缺碘”是人生存环境中的土壤和水含碘量不足，导致在这里生长的植物、动物缺碘最终殃及人体缺碘。当今世界上缺碘地区的分布基本与第四纪冰川覆盖区相一致。科学家的解释是第四纪冰川的溶解和冰水的流动冲刷，使地壳表层含碘丰富的土壤几乎完全被带走，这些地区都由母岩重新形成了新土壤的缘故。由母岩形成的新土壤中含碘量是很少的，大约占成熟土壤的1/4。另外，地势陡斜，地表植被差，也就是地面植物少、土壤结构不良的地区，地面的碘就容易随水而流失，土壤也就更容易缺碘。

3.1.3 碘对生命的意义

碘是人体必需的微量元素。和生存环境一样，人体是由许多种元素组成的，其中碳、氢、氧、氮的含量占体重的96%，被称为常量元素；含量不足体重万分之一的被称为微量元素，碘是其中之一。碘在体内的含量虽然极微，但它却是维系生命活动必不可少的，它是组成甲状腺激素的重要原料，是脑组织正常发育必不可少的营养物质。碘缺乏影响人类脑组织正常生长，无论是轻度还是重度碘缺乏，都会影响脑发育，损伤智力。

人们很早就注意到碘缺乏与智力落后存在着某种联系。传说法国著名的皇帝拿破仑得到报告，在当时的法国南部边界（今瑞士阿尔卑斯山地区），流行着一种特殊的白痴病，在家族中常发现有多个成员呆傻。国王曾想迁移整个村庄来根除这种病。这时，一位具有献身精神的青年医生古根比尔听说此事，他勇敢地在当地建立了移民点，仔细研究这种白痴病。他发现白痴患者在高山上多，降到一定海拔高度就消失了，后来人们才知道山越高，土壤受雨水冲洗得越严重，土壤碘越少。可见居住环境碘缺乏与白痴患者的发生有着一定的因果联系。

脑组织发育有准确的时间性，像火车、飞机一样，按一张严格的时刻表运行，按时开始，准时结束。大致上说，这张时刻表是从母亲孕育小宝宝开始，一直延续到出生后的两周岁以内，这段时间叫作脑发育的关键期。在关键期内，大脑神经的生长必须依靠甲状腺激素。为了制造出足够的甲状腺激素，甲状腺需要充足的碘，如果在此期间发生任何程度的碘营养不足，都会造成大脑发育不正常。关键期结束后，再进行补碘行不行？科学家告诉我们：发育受到影响的大脑再不可能达到正常水平。换句话说，关键期内因缺碘造成的脑发育不良问题是不可康复的，一旦形成，抱憾终生。因此，从脑发育离不开碘这个角度上说，碘是“智力元素”。

大家都知道，人们通常用智商表达人的聪明程度，正常人的智商（IQ）为

100 左右，有智力缺陷的儿童智商低于 70。碘缺乏能损伤儿童的智力。重度碘缺乏的儿童，智力损伤严重，智商低于 50。这种儿童自己不能照顾自己，生活上的衣食住行需要别人帮助，不能上学，寿命很短，医学上称为地方性克汀病。轻度碘缺乏的儿童智力损伤较轻，智商为 50～69。上小学前常被认为是“正常儿童”。进入学校学习后，“正常儿童”逐渐表现出智力方面存在的问题，学习成绩排在最后几名，考试不及格、留级，甚至难以毕业。医学上将因碘缺乏而导致的上述症状称为亚临床克汀病。

智力是我们人类进行学习、工作和生活必须具备的基本能力。无法想象在人口智力素质低下的社会中，能够提高整个社会的文化经济水平。在严重碘缺乏地区，人们常用“一代肿（甲肿）、二代傻（克汀病）、三代断根芽（人口逐渐减少）”来形容“傻子村”。智力缺陷儿童生活不能自理，成为父母和社会的沉重负担。

科学家发现：在碘缺乏环境中出生的儿童平均智商比非病区至少低 1/10，即相当于低 10 个智商。我国每年有 600 万名新生儿出生在碘缺乏地区，按这个数字计算，每年智商损失达 6 000 万～7 000 万。大科学家牛顿的智商是 190（智商 140 以上称为智力超常），因此，一年全国损失的智商总和大致相当于损失 36.8 万名牛顿。

因此，无论是从个人、社区或整个国家来说，碘缺乏对人类的最大危害就是影响脑发育的问题。因此，彻底消除碘缺乏是涉及提高人口素质的大事情。

在成人期，碘缺乏主要出现甲状腺肿、甲状腺功能低下等。甲状腺肿俗称“大脖子”，一般没有什么特殊感觉，但它是机体缺碘的征象，千万不可忽视，应该抓紧检查，当确诊为缺碘性甲状腺肿时，应立即补碘治疗。大的甲状腺肿，特别是胸内甲状腺肿可压迫气管和食管，影响呼吸和吞咽。有的甲状腺肿还可发生变性、出血、坏死等。在缺碘地区，有些人看起来很“正常”，但仔细检查会发现一些轻微的缺碘损害。我国著名的内分泌专家朱宪彝教授曾指出：在地方性甲状腺肿流行区，没有甲状腺肿的居民也同样是碘缺乏的患者，所以也需要补碘以保证健康。这就是我国和许多国家为什么要施行全民吃碘盐的原因。

3.1.4 碘缺乏病——一种古老的疾病

碘缺乏病（简称 IDD）的概念是由澳大利亚学者赫特泽博士在 1983 年提出的。碘缺乏病是由于自然环境缺碘造成的机体营养不良、表现为一组有关联的病症或危害的总称，包括缺碘所致的地方性甲状腺肿，地方性克汀病，亚临床克汀病，单纯性聋哑，胎儿流产、早产、死产及先天性畸形等。

碘缺乏病发生于缺碘的自然环境，有明显的地方性。它分布广泛，受危害人口众多，已由一个单一的疾病问题上升为严重的公共卫生问题，为国际社会所关注。世界卫生组织、联合国儿童基金会等国际组织把碘的摄入不足列为重点防治、限期消除的微营养素营养不良疾病。

碘缺乏病是一种古老的疾病，最早的文献记载是我国的《神农本草经》，用海藻治疗瘿。《山海经》（前 220—206 年）中又明确指出该病是“水土病”。用海藻和动物甲状腺治疗该病在我国已有2 000多年的历史。1896 年首次发现甲状腺聚碘功能，证实了碘与甲状腺肿的关系。

1915 ~ 1920 年，在美国俄亥俄州使用碘化钠水溶液首次进行了大规模碘防治研究，结果证明，碘制剂可有效地预防和治疗地方性甲状腺肿。1924 年首次在美国密歇根地区大规模推广碘盐，5 年后该地区学童的甲状腺肿率由 38.6% 下降至 9%，1951 年随访调查学童甲状腺肿率仅为 1.4%。此后在瑞士、奥地利、意大利、南斯拉夫、澳大利亚推广碘盐都使当地的地方性甲状腺肿腺肿和地方性克汀病得到了控制，聋哑患病率、新生儿死亡率明显下降，儿童智力水平显著提高。

碘缺乏病是人类最早认识的地球化学性疾病，到 19 世纪人类终于认识了缺碘是地方性甲状腺肿和地方性克汀病的主要原因。20 世纪后叶，科学研究的进展使我们认识了碘缺乏病的全貌，掌握了控制本病的基本知识和措施。因此，最终消除这一古老疾病对人类健康的威胁，就成了我们这一代人义不容辞的责任。

碘缺乏病在世界上流行很广泛，有 118 个国家存在碘缺乏这一公共卫生问题，大约 16 亿人生活在较严重的缺碘地区，占人口的 30%。有地方性甲状腺肿 6.55 亿人，占总人口的 12%；克汀病患者 1 120 万人；保守估计因缺碘所致智力损害至少有4 300万人；因严重缺碘造成死产或流产胎儿每年近3万，每年有12万新生儿存在智能和体能的损害。碘缺乏病在我国普遍流行而且严重，除中国台湾病情不详外，几乎所有省（市）、自治区均有流行。

3.1.5　食盐加碘——碘缺乏病的预防

人体缺碘是由环境缺碘造成的，而环境缺碘却不是在短期内可能改变的。只有人为地长期补碘，才能保证我们机体的需要，这种补充不是在一两年内所能解决的，生活在缺碘地区，补碘将伴随我们终生。

在20世纪20年代，碘盐首先在瑞士和美国用于防治地方性甲状腺肿和克汀病，1941年被新西兰引进，20世纪50～60年代许多欧洲国家使用碘盐，并获得了预期的效果。瑞士和美国成为世界上最早消除碘缺乏病的国家。加拿大随后进行了食盐全部加碘，80年代末印度实施食盐全部加碘，1994年美洲国家发表了《基多宣言》，要求全美洲实施全民食盐加碘计划。截至1995年底，已在实施或已经制定食盐全部加碘计划的发展中国家有24个，另有33个国家已承诺实施食盐全部加碘计划，国际控制碘缺乏病理事会也建议所有缺碘国家都要实施全民食盐加碘。

碘盐的优点是安全、有效。我国规定每千克食盐中含碘（离子）标准为：加工厂出厂不低于40毫克；销售部门不低于30毫克；居民用户不低于20毫克。按照每人每天吃盐5～15克计算，可从盐中获得碘100～300微克，平均200微克，足以满足生理需要而且又安全。

食用碘盐应注意以下几点：一是国家规定碘盐必须是精制盐，小袋包装，有碘盐标志、含量和使用说明，购买时应辨认清楚；二是碘盐应妥善保存，装盐的容器应避免阳光直晒、吸潮和高温，碘盐不宜长期存放，应随吃随买；三是目前食盐中加的碘剂为碘酸钾，碘酸钾比较稳定，但在酸性和有二价铁离子存在的环境中易于分解，使碘丢失，所以在炒菜、煮汤时不宜过早放盐。

3.1.6　关注不宜吃碘盐的人

食用碘盐防治碘缺乏病的措施是十分安全有效的，从世界上首次食用到目前已有70余年，还没有出现过一起因吃碘盐而发生的碘过量、碘中毒和碘过敏事件。但有些人是不宜吃碘盐的，如甲状腺功能亢进患者、甲状腺炎症患者，还有生活在高碘地区的居民。《食盐加碘消除碘缺乏危害管理条例》第22条明确规定："因治疗疾病，不宜食用碘盐的，应当凭当地县人民政府卫生行政部门指定的医疗机构出具的证明，到当地人民政府盐业主管机构指定的单位购买非碘盐。"

国家规定对高碘地区的居民不供应碘盐，对高碘地区的划定要经卫生部门论证认定。我国的高碘地区分滨海型和内陆型二类，主要分布在河北、山东沿海地带，山西、内蒙古和新疆境内有散在分布。

3.2 地方性氟中毒

在黑龙江省安达市、肇东市和肇州、肇源县流传着这样一句话："三肇加安达，一口大黄牙"，这一带很多人的牙齿呈明显的黄色、黄褐色，甚至有黑褐色斑纹。这种牙齿一旦形成，无论怎么刷牙，无论用什么样的牙膏，牙齿也很难变白。这究竟是怎么形成的呢？我们得从全世界范围内分布较为广泛的地方病——地方性氟中毒说起。

3.2.1 地方性氟中毒的发现及其名称的由来

氟元素在化学元素周期表中居卤素的首位，是人体所需的一种微量元素。正常的量，可以促进牙齿和骨骼的正常的生长发育和代谢。而过量氟，则可发生中毒，使牙齿和骨骼发生改变。区域性、大面积人群中发生这种病，便成为地方性氟中毒。实际上地方性氟中毒历史久远，涉及五大洲，是人类必须认真防治的一种地方性疾病。

地方性氟中毒的流行历史悠久。根据我国考古学家研究，在山西省阳高县许家窖村的古人类遗址中，发现了距今已有10万年古人类化石的牙齿上有明显的黄色小窝。经研究证实，它就是氟中毒形成的氟斑牙。在内蒙古昭乌达盟汉旗大甸子，从近4 000年历史的夏朝人的遗骸中也发现有氟骨症的病理改变。公元223～262年我国晋人嵇康的著作《养生论》中有"……齿居晋而黄"，实际就是指氟斑牙。他虽没有阐明氟斑牙的病因，但已经指出了这种牙病与地理环境的特定关系。应当说我国嵇康是世界上最早发现地方性氟中毒的人。

1900 年意大利医生斯杰潘·契雅在距离那不勒斯 8 千米的地方，发现许多居民的牙齿表面有黄色、黄褐色，乃至黑色的斑点，有些居民的牙齿有缺损，他起名叫“黑牙病”。他认为这种牙可能和火山爆发或水质有关。

1931 年美国亚利桑那州大学农业实验场的李特和施密斯两人通过动物试验找到了病因。他们用病区的浓缩水和水中加入氟化钠饲养动物，发现鼠牙出现与“契雅牙”相似的改变。后来，他们进一步实验，证实了饮水中存在过量的氟化物是引起“黑牙病”的原因。印度医生辛格报告了印度旁遮普邦的居民除有牙齿改变外，还有骨骼的改变。他指出了这种疾病的地方性流行特点，并且第一个使用了“地方性氟中毒”这个病名。之后，经过许多人的研究，证实人们长期饮用含氟量超过 1 毫克/升以上的水就会出现牙齿的改变，超过 2 毫克/升以上的水就会出现骨骼的改变。

1932 年丹麦医生米勒等人在检查冰晶石矿工人的矽肺病时，发现 30 例有“斑釉牙”的工人中，肋骨明显增生硬化，他们指出肋骨的骨质增生硬化是“氟骨症”的典型表现，他们首先报道了工业性氟中毒，并首先使用“氟骨症”这一病名。

氟是电负性最强、化学性质最活泼的一种非金属元素，几乎与所有的元素都能发生作用。与水发生强烈反应，生成氟化氢，放出氧和大量热能。在常态下氟为无色，浓集时呈淡黄色，具有剧毒和强烈的刺激作用，因为容易和其他元素化合，在通常情况下，几乎找不到作为元素状态的气体氟，它总是结合成为各种氟化物而存在在空气中很快变成氟化氢，一般条件下氟的毒性与氟化氢相似。由于氟的地球化学迁移能力极强，所以广泛存在于地球的岩石、土壤、水、空气、植物和动物体内，非常容易进入人体。

氟广泛分布于地壳中。火山活动、地震和地球内部的构造运动，对地壳中氟的分布均有很大影响。因氟是活泼元素，而以不同形式存在于地壳的矿石和岩石中，已知的含氟矿石有 110 多种。如萤石、冰晶石等含氟量都比较高。

我国长江以北、长白山以西形成一个面积较广的浅层地下水高氟区。在渤海沿岸的河北省沧州市，天津市的塘沽、大港地区，辽宁省凌海（原锦县）等地区的深层地下水含氟量均很高。一般温泉水中含氟量也比较高。

自然界植物中一般都含有氟，但含量较低，海生植物含量较高，茶叶氟含量最高。同一种动物体内不同部位氟含量不同：软组织含量较低，如肌肉、各脏器等；牙齿和骨骼含量最高。高氟区动物组织氟含量亦高。

自然条件下，大气中氟较低。但有工业氟污染，如磷肥、氟硅盐、炼钢、玻璃、陶瓷、水泥等工厂可释放出氟，污染周围空气，火山喷发也可使空气氟含量增加。

3.2.2 氟元素在体内的分布和排出

人类生活环境中，几乎到处都有氟，但与人体摄氟最密切的含氟物质主要是饮水、食物和空气。消化道是氟进入人体的主要途径，如长期饮用高氟水或高氟茶、食用含氟量高的食物等。气态氟化物和含氟的气体及粉尘通过呼吸道进入肺，被人体吸收。如有些工厂燃烧高氟煤或生活燃煤，使空气氟浓度增高，通过呼吸被吸入肺内。

通过饮水或食物进入人体的氟元素，很快被消化道吸收，几分钟后就可以经消化道吸收进入血液循环，到达全身各部位。

人体中氟化物总量的90%是储存在骨骼和牙齿中的，肌肉、软组织和其他脏器也含有少量的氟。正常人血浆中氟含量是0.015～0.1毫克/升，正常人骨骼内的氟是0.31～0.80微克/克，牙齿内的氟是0.11～0.28微克/克。每一个人每天需要氟的量是0.5～1.0毫克，成年人如果每天进入人体的氟超过3.5毫克，就会发生氟的蓄积，时间长了就可产生氟中毒。有人做过实验：如果饮水中水氟含量增加23倍，尿排出的氟增加19倍，血氟仅增加3倍，大量的氟就会在骨骼和牙齿内发生蓄积。

氟的主要排泄器官是肾脏，占总排出量的50%～85%，粪便中排出12.9%～19.5%，还有9%～11%自汗腺、毛发、指甲、乳腺、唾液、泪腺中排出。

3.2.3 人体需要氟

氟对人体的生理作用，大家公认有以下各点：正常量的氟可以促进儿童的发育。已经观察到，在饲料中缺少氟，可以使幼鼠生长发育缓慢；氟可被牙齿釉质的羟基磷灰石结晶表面所吸收，形成氟磷灰石的保护层，增强牙齿的硬度并有抗酸性腐蚀的能力；氟可以抑制口腔中的乳酸杆菌的活性，有助于防止龋齿的发生，所以在低水氟地区龋齿患病率高，低氟水中加入适量氟后，龋齿的患病率明显下降；氟有助于钙、磷形成骨盐，促进正常的骨骼发育和代谢；氟可以维持正常人的神经兴奋和传导功能；氟还可以维持甲状旁腺的正常功能，而甲状旁腺是人体内调节钙、磷代谢的重要内分泌腺。因此说，适量的氟是人体生长发育所必需的。

尽管氟对人体十分重要，但过量的氟会引起慢性中毒。过量的氟进入人体后，可引起牙齿、骨骼、肾脏、神经、内分泌腺、肌肉、软组织等全身变化，其中以牙齿、骨骼的改变最为明显。过量的氟会引起人体中毒。过量氟对牙釉质（牙齿光滑的外表层）、牙本质、牙骨质都可以造成损害。它可直接损害发育期的牙齿造釉初期细胞（造釉母细胞）、阻碍牙釉质的发育和正常牙矿物质形成的过程，使牙釉质发育不良，牙釉质失去光泽，表面粗糙，出现白粉笔样改变（白垩）或黄褐色色素沉着。

过量的氟还对肾脏、心血管和人体内分泌系统有损伤，从而引起肾功能降低、动脉硬化性心脏病，还可以影响人体正常的生理代谢。

3.2.4 地方性氟斑牙

氟化物对牙齿的侵害主要是破坏牙釉质的正常结构。在显微镜下观察，正常牙釉质是非常规则的棱晶排列，当过量氟侵入后，牙釉质遭到破坏而失去棱晶排列，形成断断续续的球状体，或多种多样的不规则形态，使牙齿表面呈凹凸不平，失去正常的光泽而呈白垩状；并且出现坚固的浅黄色、褐色、黑色的色素沉着；牙质变脆，易于磨损及脱落。氟斑牙的改变以前牙为重，氟斑牙形成以后，终生不能消退，不仅影响美容，也影响功能，妨碍消化。

为了分辨氟斑牙的不同类型与轻重，曾有过许多分类分度方法，世界卫生组织推荐用“丁氏”法。但从临床病情出发，分成3种类型。①白垩型：极轻微者，牙面的光泽，色彩基本正常，仅部分牙齿表面出现白色不透明斑点。较明显者，斑点的体积扩大，表面失去光泽，呈粉笔样白，有时也可有极轻微的黄色，此型即称白垩型。②着色型：在白垩改变的基础上，牙齿有明显的黄色、黄褐色，乃至黑褐色斑纹。此型称着色型。③缺损型：除前两型改变外，牙齿出现浅窝或斑块状缺损，牙齿表面有明显的凹凸不平，牙齿出现碎裂、磨损，以致牙外形显得不整齐，称为缺损型。以上3型可混合、交叉存在。一般规律是氟浓度越高，后两型病情程度依次增重。

3.2.5 地方性氟骨症

氟骨症，也就是骨骼氟中毒。它都有哪些症状和体征呢？有人归纳成8个字。

痛：氟骨症可引起全身骨骼和关节疼痛。开始是发作样一阵一阵痛，以后变为持续性痛。以腰背部及膝、髋关节疼痛明显。关节不发红、不发热、不肿胀，与气候变化没有关系。疼痛在休息后、夜间及晨起时加重。经过稍稍活动可以减轻。早期患者疼痛比较轻，随病情发展疼痛加重，到晚期反而有所缓解。有神经根和末梢损害者，可出现放射性疼痛。痛觉、触觉异常，甚至消失。

麻：氟骨症患者常有四肢麻木，有时好像有蚂蚁在皮肤上爬，医学上称作“蚁走感”。

抽：常有小腿和前臂抽筋，一天可抽几次。神经系统中毒或因氟中毒引起一过性低血钙都可以引起肌肉抽搐。

紧：自觉四肢发紧，一是由于疼痛；二是由于肌肉痉挛；三是由于关节囊和关节周围韧带出现增生骨化而觉得四肢关节发紧。肘、肩关节活动受限，不能梳头、洗脸，严重者长期卧床不起。

硬：这是氟骨症患者最突出的一个体征。患者的胸椎、腰椎像“板样硬”，不能自由屈伸和侧弯。颈椎活动受限，不能抬头望天。髋关节、膝关节活动受限，不能下蹲，连解大便都得站着或后背靠着墙。

弯：病到晚期，脊柱佝偻，四肢屈曲，脊柱严重呈弧形后弯曲，也就是常见的弯腰驼背。胸廓的肋骨受挤压畸形，关节可严重弯曲固定。

缩：由于长期行动困难，多年甚至几十年卧床不起，全身肌肉萎缩，骨骼强直、变形。

瘫：重症氟骨症患者可佝偻着身子长期瘫痪在床。瘫痪的原因：一则由于脊椎孔里的韧带和脊椎骨骨质过度增生，压迫神经，使神经麻痹；二是脊椎和大关节周围韧带、肌腱骨化，使关节发生固定。这种患者十分痛苦，翻一下身子十分困难，臀部、背部长期压迫，血液循环不好而出现一片片的褥疮。

3.2.6　地方性氟中毒病区的形成

世界上约有40个国家有地方性氟中毒流行，如中国、印度、美国、俄罗斯、加拿大、日本、朝鲜、墨西哥、阿根廷、荷兰、西班牙、意大利、摩洛哥、马来西亚、沙特阿拉伯、南非及北非一些国家等。印度是世界上患氟中毒病最多的国家之一，仅地方性氟骨症患者就有100万人以上，仅次于我国，可称得上是“氟病大国”。

地方性氟中毒在我国流行也很广泛。现已查明，在我国除上海外各省（市）、自治区几乎都有不同程度的氟病发生与流行。按氟中毒氟的来源不同，病区主要分为饮水型、燃煤污染型和少数饮茶型。

饮水型病区：浅层潜水型，主要分布在长江以北、长白山以西的地势较低洼，地下水径流条件不好的地区，如山西、山东、河南、河北、甘肃、宁夏、新疆、内蒙古、辽宁、吉林、黑龙江等省、自治区。深层高氟地下水型病区，主要分布在渤海湾沿岸的河北沧州地区，天津塘沽、大港地区，辽宁锦县、磐山县地区。泉水型病区，全国分布散在、局限，一般20℃以上的温泉含氟量均较高。

燃煤污染型病区：主要分布在我国长江两岸附近及以南的边远山区，如湖北、四川、湖南、贵州、云南等14个省。

饮茶型病区：主要分布在四川、青海、西藏、云南、新疆、内蒙古等省、自治区的有饮茶习惯的少数民族居住的地区。

3.2.7 氟斑牙变白

治疗地方性氟中毒，着眼于3个方面：缓解症状，促进机体排氟、减少氟吸收。后者实际上仍然是预防的一部分。到目前，从骨骼X线改变的角度观察，尚未见到彻底治愈的病例。一旦得了氟斑牙，将终生不能消退，通过治疗可以改善状况或起到美容的作用。治疗包括两方面内容：一是脱色，适用于无缺损只有着色的氟斑牙；用棉签蘸少量4.5%盐酸涂擦牙齿着色的部位，持续5~20分钟使牙面着色由深变浅。再涂75%氯化钠软膏，用紫外线照射15分钟（灯口距牙面5厘米），照射过程中应多次涂氯化钠软膏，使其均匀分布于牙面上，每周一次，轻者1~2次，重者6~7次可完全脱色。也可用30%过氧化氢5份加乙醚1份配合溶液，用棉签蘸该液擦洗着色部位，每次30分钟，2~3天擦一次，一般4~5次即可脱色。二是光敏固化，适用于着色和缺损型氟斑牙，是目前治疗氟斑牙或其他原因引起的牙齿着色或缺损比较理想的方法，但需具备一定条件的口腔科来治疗，如需复合树脂、光敏固化机、洁齿机、打磨机等专门设备。

3.2.8 预防地方性氟中毒

已知人体摄入过量氟是地方性氟中毒的病因，大多数病区主要靠降低饮水氟含量，改变落后的燃煤方式，切断氟对空气、食物的污染，便可达到预防和控制的目的。

一是改饮低氟水。饮水型地方性氟中毒预防和控制的根本办法就是降低饮水中的氟含量，使水中氟含量达到生活饮用水卫生标准，也就是使饮水含氟量降到每升水含氟量不能超过1.0毫克，其主要方法是：一为改换水源；二为饮水除氟。改换水源：打深层低氟地下水；引江、河、湖、泉等低氟水源，进行集中供水。在无低氟水源的情况下可兴建小型水库或水窖，蓄积天然降水（雨、雪）。饮水除氟：在深层和浅层及地表水都无低氟水源的情况下，可用物理或化学方法除去水中过量的氟。常用的方法有混凝沉淀法。混凝剂有硫酸铝、氯化铝及碱式氯化铝等。

二是改炉改灶降氟。以改炉改灶为主的综合性防治措施。改变原来落后的燃煤方式，改良炉灶，使用降氟炉灶有效地将烟尘排到室外，减少室内空气氟含量，是预防和控制燃煤污染型地方性氟中毒的主要有效方法。切断粮食及主要食物氟污染的环节非常重要，除改炉改灶外，要改变粮食及食物干燥和储存方式，自然晾晒或利用烤烟房烘干。改变食物成分也很重要，有些病区改食大米以后病情明显下降。

三是不售不喝高氟茶。除国家限制出售高氟茶叶外，居民应了解高氟茶叶对人体健康的危害，有饮茶或有喝奶茶习惯的居民要饮用含氟量低的茶砖。茶叶加工、储存与保管过程中，注意避免受氟污染。

3.3 地方性大骨节病

在我国东北到西南的一个广泛区域内，生活着这样一群人，他们身材矮小、关节粗大、变形，手指关节像算盘珠子，走路步态摇摆，这种患者就是通常我们所说的大骨节病，中国又叫柳拐子病、水土病、算盘指病、骨节风等，国际医学界称本病为卡辛-贝克病（Kaschin-Beck Disease）。

3.3.1 大骨节病在我国的主要分布

1849 年俄罗斯的一个土地测量员最先发现本病，1906 年，为了纪念卡辛和贝克夫妇对这种病的调查研究，称之为“卡辛-贝克病”。在我国，自 17 世纪以来，某些地方志上已有类似本病的记载，1934 年我国医学界开始有关于本病的报道。

本病在我国分布于由东北斜向西南的宽带状地域内，包括黑龙江、吉林、辽宁、内蒙古、山西、河北、北京、河南、山东、陕西、甘肃、青海、四川、西藏共 14 个省（市）、自治区的 302 个县。本病主要发生在农村，有患者约 170 多万。

在俄罗斯，本病分布于西伯利亚东南部，有两个病区，大的在赤塔州，小的在阿穆尔州，和我国黑龙江、内蒙古毗邻。赤塔州病区位于额尔古纳河的支流乌洛夫河流域，因而本病在俄罗斯也叫乌洛夫病（Urov Disease）。在朝鲜，本病分布在北部山区，即与我国毗连的咸镜北道、咸镜南道、平安北道的一些地区。

我国大骨节病病区位置大体相当于东南温暖湿润地带与西北寒冷干旱地带之间的过渡部分。一般以山区、半山区、丘陵地多见，在山间谷地、河谷、甸子等低洼潮湿地区发病严重。在西北黄土高原，以沟壑地带发病较多。东北松嫩平原、松辽平原的个别地方亦可找到发病很重的村庄。本病病区大致与土壤低硒地带一致，与克山病病区大部分重叠。

3.3.2 大骨节病的主要病因

大骨节病的病因尚未清楚，低硒及粮食和饮水中毒以及营养缺乏等可能对大骨节病的发病有重要作用。一是病区的粮食及饮水中毒。病区中的粮食如小麦和玉米受镰刀菌污染。镰刀菌本身的毒素及被污染谷物所产生的分解产物胺类可引起骨及软骨病变。所谓饮水中毒是指病区饮水中的腐殖质酸含量过高，较非病区高6~8倍。腐殖质酸可引起硫酸软骨素的代谢障碍，导致软骨改变。二是病区土壤、饮水及粮食等的常量化学元素与微量化学元素的比值失调。近年来，对于微量元素硒在大骨节病发病中的作用予以极大的关注。调查发现，病区的水、土壤及粮食均呈低硒状态；儿童的头发及尿中硒含量明显低于非病区；应用亚硒酸钠防治大骨节病取得了较好的效果。实验证明，缺硒可影响软骨细胞生物膜的完整性及稳定性，使之容易受有害因子的损伤。硒还可促进硫的代谢和利用，对软骨基质也有一定的保护作用。

3.3.3 大骨节病的主要症状

大骨节病具有明显的地方性，发病后病程长，发展相对缓慢，少则两三年，多则数年、数十年。多数患者，发病初期无明显症状，常在不知不觉中手指关节或肘关节已经增粗或弯曲。部分患者在发病初期感到虚弱，容易疲乏，食欲缺乏，肌肉酸痛，四肢有蚁行、麻木等异常感觉或出现痉挛。晨起后四肢关节发紧、疼痛及感觉异常，行走和下蹲困难。早期查体可发现手指关节稍有增粗，手指向掌侧轻度弯曲，指末节呈鹅头状下垂；中度表现为关节增粗、变形、运动障碍和肌肉萎缩。始见于手指、足趾和踝、腕、掌指关节，继之可见于肘、膝关节。少数患者关节内游离体可引出摩擦骨或引起关节绞锁与剧痛；到了重度或晚期，肩关节、髋关节及脊椎关节均可出现增生变形及运动障碍。四肢肌肉萎缩。短指、短肢明显，关节可出现脱位或半脱位。身材矮小，下蹲困难，代偿性腰椎前突，步态摇摆如“鸭步”。

3.3.4 大骨节病的防治

大骨节病的病因不明，目前尚无特效的药物治疗，因此，关键是预防、早期发现、早期治疗及控制病情进展。大骨节病的早期治疗包括采用改换水、粮，增加主食中大米和豆类比例，配合促进生长发育、具有解毒和抗氧化作用的药物如亚硒酸钠、硒酵母、高硒鸡蛋、维生素 E、维生素 C、硫酸软骨素钠等；对大骨节病活跃重病区的儿童可采用普食硒盐、加服适量硒片的方法；晚期病例的治疗原则是减轻疼痛、保护关节功能。药物方面可选用阿司匹林、保泰松及吲哚美辛（消炎痛）等，晚期重症关节畸形者，酌情采用手术矫形，或切除增生的赘生物与关节内游离体。

大骨节病病因不明，因无特效的药物治疗，预防非常重要。当前，公认的有效预防方法是以退耕还林、还草，粮食由非病区调入等方法。对大骨节病活跃重病区的儿童可采用普食硒盐、加服适量硒片的方法进行防治。

3.4 克山病

盛夏的白桦林，一株株白桦树顶着荫翳的树冠，亭亭玉立，风姿绰约。松鼠在树间跳跃，灰喜鹊呼啦啦地飞出，恰如一首歌里所唱：高高的白桦林里，有我的青春在流浪……树林里，主人公乔楠与妈妈达兰背着药箱，正走在为患者治病的路上。这是电视剧《静静的白桦林》中多次展现的镜头。而在白桦林深处的农家，一个个克山病患者正忍受着病痛，等待着电视剧中主人公的到来。这部电视剧正是反映我国东北新农村医疗改革问题，展现了基层医务工作者在缺医少药的艰苦环境中与克山病斗争的故事。剧中的克山病患者，给我们留下了深刻的印象，那么究竟什么是克山病呢？

3.4.1 克山病的历史

1935年11月前后，黑龙江省克山县一些村庄发现一种原因不明的疾病。这种病骤然发作，多在数小时或一两日内死亡，且发病人数多，死亡率高。据史载，克山县张云圃屯（今光荣村）在1935年冬死亡70人；1941年此病在克山北部各村蔓延，死亡近300人。当时，由于病因不明，人们便命名为克山病。其实这种病不仅限于克山县，黑龙江省乃至全国很多省的农村均有此病发生，老百姓称它是“快当病”“羊毛疔”“攻心翻”，极大地威胁着人民群众的健康。新中国成立前，本病死亡率一直很高，在一些地方可达85%。新中国成立后，党和政府组织医务人员深入病区从事防治工作，开展调查研究，加深了对克山病的认识。在20世纪60年代初期就摸索出一套预防和治疗急性克山病和慢性克山病有效方案，发病率和病死率明显下降。特别是在云南楚雄克山病的综合考察以及“七五”和“八五”科研攻关计划的实施中，通过深入的现场调查及大量的动物实验，在克山病发病机制及病因研究方面取得明显进展。克山病的诊断及治疗在20世纪60年代就已经成型。克山病临床表现的多方面研究，将本病分为心功能代偿良好的潜在型及失代偿的急性、亚急性和慢性，各型的临床状况已基本阐明。

3.4.2 克山病的高发病区

克山病呈明显的区域多发特征，在我国主要分布于北纬21°~53°、东经89°~135°地区。此区域从东北至西南，包括黑龙江、吉林、内蒙古、河北、河南、山东、山西、陕西、甘肃、四川、云南、西藏、贵州、湖北、重庆，共15个省（市）、自治区，327个县（市、旗），病区患病人口达1.24亿。患者多生活在农村，大多数为自产自给的农业人口，在同一地区中非农业人口发病率低，农业人口家庭中多发。这些家庭多是生活条件差、多子女的贫困户及外来人口。克山病区分布与自然地理条件密切相关，多沿大山系两侧、水系上游，分布于中低山区、丘陵地带及相邻的平原地带。

在黑龙江省，各重病区地理条件的共同特征是：气候湿润多雨；地形多低山丘陵；土壤富含腐殖质，偏酸性；均为农耕区。中国的重病区多位于海拔 200 ~ 2 000米，大体上沿兴安岭、长白山、太行山、六盘山到云贵高原的山地分布。此外，朝鲜、日本亦曾有报道。

1953 年，控制和消灭克山病，对于医学界还是一项新课题。大部分医务工作者还不认识克山病，又找不到可供参考的资料。克山病防治工作人员自己动手，从接触患者、掌握病情、积累资料做起。于是，他们在病区不分昼夜地诊察、治疗、抢救。最初，效果不理想，有的患者抢救过来了，但多数患者在抢救中死亡。看着一个个生命竟在自己手中被“瘟神”夺走，当时的医务工作者承受着很大的压力，一些病区应用过樟脑注射疗法抢救急性克山病，有时一个患者一天竟用上百支甚至上千支樟脑注射液，而疗效甚微。有的医生用过升压药物，效果也不理想。冬眠药物是一种使人体代谢降低，耗氧量减少，中枢神经保护性抑制的组织药物。注射后，只能解决恶心、呕吐问题，死亡率仍很高。

经过反复比较、推敲、探索，1957 年，于维汉教授提出并应用于临床的亚冬眠和适当补液疗法成为抢救、治疗急性克山病患者的通用疗法，急性克山病的治愈率遂由 30% 提高到 95% 。这是克山病防治史上的一大突破。接着，在 20 世纪 60 年代，由陕西提出在黑龙江广为试用的大剂量维生素 C 静脉注射疗法也显效。这两项防治成果的推广，使黑龙江乃至全国急性克山病的病死率骤然下降，从 20 世纪 60 年代初期起，基本上控制了因急性克山病致死的问题。

在长期防治实践中，医务工作者还找到服用洋地黄治疗慢性、亚急性克山病的方法。经临床治疗，75% 以上的患者心力衰竭可以得到控制。其后，又总结出服用洋地黄和改善膳食结构的配合疗法，使克山病不但可以医治，而且一些患者还可达到临床治愈的目的。从此，一个威胁人类生存、给人们带来重大苦难的“瘟神”——克山病，被基本控制了。

3.4.3　克山病与硒

克山病的病因目前尚不清楚，可分微生物病因、化学病因和生物病因。生物病因学说认为，克山病可能是由病毒，尤其是肠道病毒感染或食物真菌毒素中毒引起，迄今尚未阐明。根据各地进行的大量研究，可能与水土、营养、感染等因素有关。

1980 年，中国科学家在第二届关于硒的国际会议上宣布，克山病病区缺硒，补硒可以治疗和预防克山病。这项科研成果引起全体到会专家的极大兴趣，由此确证了硒是人体必需的微量元素，克山病的病因也由此初步揭开了神秘的面纱。

据调查，本病有明显的地区性，病区的土壤、水质和粮食中缺乏某些人体需要的微量元素如硒、钼等或有关的营养物质，从而干扰了心肌代谢，引起心肌损伤而罹病。中国科学院克山病防治组进行了病区和非病区内、外环境中硒的测定，发现病区的水和粮食中硒含量明显偏低，病区人群的血硒和头发硒含量亦低。并且，从水土含硒量低的病区到相邻的水土含硒较高地区，发现其粮食中硒的含量升高，本病亦减少。多年来研究发现缺硒可使一些动物发生心肌病变，并致细胞免疫及机体免疫功能下降，表现为抗体生成减少，对抗原反应降低，吞噬能力下降。适量的硒对缺硒造成的心肌损害有明显保护作用及抗氧化能力，且可改善机体抗感染的能力。

总之，本病病因未完全明确，可能在低硒的基础上，各种综合因素相互作用而致病。

3.4.4 克山病的预防

我国在克山病的预防方面总结出了宝贵的经验：在病区建立和健全防治机构，培训农村医师，进行常年综合预防，口服亚硒酸钠片等。

脱贫致富，提高生活水平，乃是最根本的预防对策。一是要注意环境卫生和个人卫生。保护水源，改善水质。改善营养条件，防止偏食，尤其对孕妇、产妇和儿童更应加强补充蛋白质、各种维生素及人体必需的微量元素，包括碘等，并防治大骨节病、地方性甲状腺病。二是要在流行区推广预防性服药，采用亚硒酸钠作为预防性服药，经多年推广，证明可明显降低发病率。通常采用每 10 天口服 1 次，1 ~5 岁 1 毫克，6 ~10 岁 2 毫克，11 ~15 岁 3 毫克，16 岁以上 4 毫克。非发病季节可停服 3 个月。

此外，流行区推荐使用含硒食盐。农村使用含硒液浸过的种子种植，植物根部施加含硒肥料以提高农作物中含硒量。

我国是地方病病情严重的国家，全国各省份至少有一种以上的地方病，迄今为止，地方病仍是威胁我国人民身体健康和生命的疾病，构成了我国广大农村最主要的公共卫生问题之一。地方病的主要特征是有明显的地方性，往往呈“灶状”分布，也有连接成“片状”或“带状”，病区主要集中在农村地区，农牧业人口多发。新中国成立以来，通过50多年的防治，取得了令国内外瞩目的成就，也积累了丰富的防治经验，根据地方病的流行特征和防治工作的特点，总结出了“政府领导，部门配合，群众参与”的有效工作机制，以及“预防为主、因时因地制宜”的防治策略，建立了可持续发展的消除机制，不断地创新推广先进的防治技术，使得我国的地方病得到有效控制，保障了人民群众的健康生活质量。

4 职业病

改革开放以来，我国的经济建设取得了世人瞩目的成就。工业的迅猛发展使得职业病防治工作日益受到关注。为切实保护劳动者权益，2002 年 5 月 1 日我国正式实施了《中华人民共和国职业病防治法》。但我国职业病防治形势依然严峻，全国涉及有毒有害品企业超过 1 600 万家，接触职业病危害因素的人数超过 2 亿人，我国接触职业病危害因素人群居世界首位，职业病防治工作刻不容缓。本章试图通过近些年社会影响较大的职业病案例，使广大读者对职业病及其防治工作有初步了解。

近几年，河北高碑店市白沟苯中毒事件、云南水富农民工、安徽石英砂厂集体尘肺事件、河南农民工张海超“开胸验肺”事件等一系列职业病伤害案例被曝光，职业病防治成为社会和舆论关注的热点之一。

按照 2011 年 12 月 31 日修订后的《中华人民共和国职业病防治法》职业病的规定，职业病是指企业、事业单位和个体经济组织等用人单位的劳动者在职业活动中，因接触粉尘、放射性物质和其他有毒、有害因素而引起的疾病。我国法定职业病主要有尘肺、职业性放射性疾病、职业中毒、物理因素所致职业病、生物因素所致职业病、职业性皮肤病、职业性眼病、职业性耳鼻喉口腔疾病、职业性肿瘤和其他职业病十大类，共计 115 种。职业病是由于职业活动而产生的疾病，但并不是所有在工作中得的病都是职业病。职业病必须是列在职业病目录中，有明确的职业相关关系，按照职业病诊断标准，由法定职业病诊断机构明确诊断的疾病。因此，在工作中得的病不一定是职业病，得了职业病目录中的疾病也不一定是职业病。

目前，全国涉及有毒有害品企业超过 1 600 万家，接触职业病危害因素的人群数以亿计。从煤炭、冶金、化工、建筑等传统工业，到计算机、汽车制造、医药、生物工程等新兴产业以及第三产业，都存在一定的职业病危害，我国接触职业病危害因素人群居世界首位，职业病防治工作涉及 30 多个行业。在这 2 亿人的巨大群体中，农民工占了绝大多数。农民工因患职业病而致贫、返贫的问题，已成为当前不容忽视的社会问题。

当前我国职业病发病形势依然严峻。主要表现在五个方面：

1）我国职业病危害因素分布广泛。从传统工业，到新兴产业以及第三产业，都存在一定的职业病危害，接触职业病危害因素人群数以亿计，职业病防治工作涉及三十多个行业，法定职业病名单达 115 种。接触职业危害人数、职业病患者累计数量、死亡数量及新发患者数量，都居世界首位。

2）我国职业病发病形势严峻。近十年职业病发病情况呈现明显的凹形反弹倾向。发病人数从 20 世纪 90 年代初逐年下降，1997 年降至最低后又呈反弹趋势。其中尘肺病检出率显著回升。

3）我国的职业危害主要以粉尘为主，职业病患者以尘肺为主，占全部职业病的 71%，中毒占 20%，两者占全部职业病的 90%。尘肺病又以煤工尘肺、硅肺最为严重，尘肺患者中有半数以上为煤工尘肺。

4）职业病所造成的经济损失严重。根据有关部门的粗略估算，每年我国因职业病、工伤事故产生的直接经济损失达 1 000 亿元，间接经济损失 2 000 亿元。

5）职业性疾病是影响劳动者健康、造成劳动者过早失去劳动能力的主要因素，其后果往往导致恶劣的社会影响。急性职业中毒明显多发，恶性事件有增无减，社会影响大。

职业病问题如此严重，专家分析主要原因是：职业病防治的法律制度尚未得到全面落实；一些地方片面强调经济发展，监管不到位；劳动用工管理混乱，严重影响劳动者的职业病防治。另外，传统的职业病危害尚未完全消除，新的职业病危害又不断产生。

依据《国家职业病防治规划（2009—2015 年）》，国家安全生产监督管理总局以完善监管法规标准、职业病危害治理为重点，以机构队伍建设、技术支撑体系建设、专家队伍建设为基础，以宣传培训、三同时管理、许可证管理、服务机构监管、职业危害申报、监督执法工作为抓手，全面加强监督管理工作，落实用人单位职业卫生主体责任，预防、控制、消除职业病危害从而减少职业病，维护劳动者健康权益。

4.1 苯中毒

2002 年 3 月，媒体报道河南省许昌市在河北省高碑店市白沟镇箱包生产加工企业打工的几名务工者，陆续出现了发热、流鼻血、皮下瘀血、牙龈溃烂、晕倒等中毒症状，并有 6 人相继死亡，后经卫生部门调查确定为苯中毒事件。

苯是一种用途非常广泛的化工材料，是从煤焦油、石油等物质中提炼出来的，容易挥发，可作为燃料、溶剂和香料。由于其具有一定的毒性，如保护不当，易对人体造成慢性损害。在白沟事件发生时，在河北省高碑店市及周边县形成了一个以白沟镇为中心的箱包产品生产销售基地，从业者达 30 多万人。除一些较大规模企业外，绝大多数属于家庭作坊式生产经营。有些种类的箱包生产需要使用黏合剂，如果黏合剂中易挥发的苯含量超标，加上工作场所通风不良，长期处于这种环境下就会引起苯中毒甚至死亡。

4.1.1 接触机会

苯在工农业生产中被广泛使用，接触机会很多，例如：

1）作为有机化学合成中的一种常用原料，如制造苯乙烯、苯酚、药物、农药、合成橡胶、塑料、洗涤剂、染料、炸药等。

2）作为溶剂、萃取剂和稀释剂，用于生药的浸渍、提取、重结晶，以及油漆、油墨、树脂、人造革、黏合剂和喷漆制造等。

3）苯的制造，如焦炉气、煤焦油的分馏、石油的裂化重整与乙炔合成苯等。

4）用作燃料，如工业汽油中苯的含量可高达 10% 以上。

4.1.2 临床症状

苯中毒根据接触时间长短和症状出现的快慢，分为急性苯中毒和慢性苯中毒。急性苯中毒主要损伤中枢神经系统，主要表现为中枢神经系统的麻醉作用。轻者会感到头晕、头痛、眩晕、神志恍惚、步伐不稳、手足麻木、视力模糊、恶心、呕吐、流泪、咽痛、咳嗽等；重者除以上症状外，还会出现谵妄、震颤、昏迷、强直性抽搐甚至死亡。患者一般白细胞数正常或轻度增高。

慢性苯中毒主要损害造血系统。苯可引起各种类型的白血病，苯与急性髓性白血病密切相关。常有头晕、头痛、乏力、失眠、记忆力减退等症状，易感染和（或）出血倾向等，血液检查会有白细胞、血小板减少。长期接触苯，如果患者出现器质性神经系统病变、粒细胞缺乏症、血小板减少性紫癜、继发性再生障碍性贫血、继发性骨髓增生异常综合征、继发性白血病等，一般即可确诊为慢性苯中毒。

4.1.3 苯中毒处理

急性中毒者应立即脱离现场至空气新鲜处，脱去污染的衣物，用肥皂水或清水冲洗污染的皮肤，同时及时送往医院救治。

慢性苯中毒患者，无论程度如何，都要调离原工作岗位，并及时到医院进行治疗。

4.1.4 苯中毒预防

1）以无毒或低毒的物质取代苯。如在油漆、制鞋、箱包工业中，以汽油、二乙醇缩甲醛、环己烷、甲苯、二甲苯等作为稀薄剂或黏合剂；以乙醇等作为有机溶剂或萃取剂。

2）生产工艺改革和通风排毒。生产过程密闭化、自动化和程序化；安装有充分效果的局部抽风排毒设备，定期维修，使空气中苯的浓度保持低于国家卫生标准。

3）卫生保健措施。苯作业现场进行定期劳动卫生学调查监测，监测空气中苯的浓度。作业工人应加强个人防护，如戴防苯口罩或使用送风式面罩。进行周密的就业前和定期体检。女工怀孕期及哺乳期必须调离苯作业环境，以免对胎儿和婴儿产生不良影响。

对企业管理人员和工人要加强宣传教育，使他们了解苯的毒性及预防苯中毒的基本知识，增强自我保健意识，切忌不恰当地使用苯，禁止在印刷行业用苯作为清洗手油墨的清洁剂等。

苯作业工人进行定期体检，制定工人就业前及工作后定期体检制度，重点在血液系统指标的检查，对具有从事苯作业的职业禁忌证者，如患有中枢神经系统性疾病、精神病、血液系统疾病及肝、肾器质性病变者，都不宜从事接触苯的工作。

4.2　尘肺

张海超，新密市刘寨镇老寨村村民。曾在当地振东耐磨材料公司上班 3 年，染上尘肺，被多家医院诊断出患有“尘肺”，但由于这些医院不是法定职业病诊断机构，所以诊断“无用”。由于原《中华人民共和国职业病防治法》要求用工企业“自证其罪”的规定和职业病鉴定机构的限制等问题，张海超所在企业拒绝为其提供相关资料，且郑州职业病防治所也为其做出了“合并肺结核”诊断，无奈跑到郑州大学第一附属医院，“开胸验肺”以求真相。2009 年 7 月事件在全国媒体的集中关注下，张海超被认定为“尘肺三期”。张海超事件引起了郑州市、河南省乃至国家有关部门的高度重视。全国人大常委会表决通过了关于修订《中华人民共和国职业病防治法》的决定：针对公众普遍关注的劳动者求诊无门而被迫“开胸验肺”等情况，新法明确规定，“劳动者可以在用人单位所在地、本人户籍所在地或者经常居住地依法承担职业病诊断的医疗卫生机构进行职业病诊断”“承担职业病诊断的医疗机构不得拒绝劳动者进行职业诊断的要求”。

尘肺是由于长期吸入大量细微粉尘而引起的以肺组织纤维化为主要表现的职业病，属于慢性进行性、没有医疗终结的职业病。尘肺病变形成后，尘肺患者虽然脱离粉尘作业，但病变仍然继续发展。我国的职业危害主要以粉尘为主，职业病患者以尘肺为主。尘肺又以煤工尘肺、矽肺最为严重，尘肺患者中有半数以上为煤工尘肺。根据2009年全国职业病报告情况数据，79.96%职业病是尘肺，尘肺中煤工尘肺和矽肺占91.89%。

4.2.1 粉尘接触机会

工业生产过程中粉尘是随时随处都存在的，主要的职业及工种是：

1）金属矿山及非金属矿山开采：是最严重的粉尘危害行业。在金属或非金属矿山接触粉尘最多的工种是凿岩工、放炮工、支柱工、运输工等，在煤矿主要是掘进工、采煤工、搬运工等。

2）机械制造：机械制造业中主要接触粉尘的工种包括配沙、混沙、成型以及铸件的打箱、清砂等。

3）冶炼：金属冶炼中矿石的粉碎、烧结、选矿等，可产生大量的粉尘，冶炼工人广泛分布在钢铁冶炼和其他金属冶炼业中。

4）建筑材料：耐火材料、玻璃、水泥制造业，石料的开采、加工、粉碎、过筛以及陶瓷中原料的混配、成型、烧炉、出炉和搪瓷工业。主要接触二氧化硅粉尘和硅酸盐粉尘。

5）筑路业：包括铁道、公路修建中的隧道开凿及铺路。

6）水电业：水利电力行业中的隧道开凿、地下电站建设。

7）其他：如石碑、石磨加工、制作等。

4.2.2 慎用棉纱口罩

在2000年国家经贸委印发的《劳动防护用品配备标准（试行）》中明确要求，“纱布口罩不得作防尘口罩使用”。因为，一般的棉纱口罩只能挡住部分粉尘，其防尘原理是机械式过滤，也就是当粉尘冲撞到纱布时，经过一层层的阻隔，将一些大颗粒粉尘阻隔在纱布中。但是，对一些微细粉尘，尤其是直径小于5微米的粉尘，就会从纱布的网眼中穿过去，进入呼吸系统，而直径5微米以下粉尘能直接入肺泡，对人体健康造成的影响最大，多戴几层也不会增强防护效果。因此，棉纱口罩无法起到防尘作用。

4.2.3 尘肺患者临床表现

尘肺患者的临床表现主要有咳嗽、咳痰、胸痛、呼吸困难四大症状，此外一些患者可有喘息、咯血以及某些全身症状。

早期尘肺患者咳嗽不明显，但随着病程的进展，咳嗽可明显加重。特别是合并慢性支气管炎或合并肺部感染者，咳嗽可非常严重。吸烟患者咳嗽较不吸烟者明显。尘肺患者即使在咳嗽很少的情况下，也会有咳痰。煤工尘肺患者痰多为黑色，其中可明显看到有煤尘颗粒。如合并肺内感染及慢性支气管炎，痰量则明显增多，痰呈黄色黏稠状或块状，常不易咳出。

几乎每个尘肺患者或轻或重有胸痛，其中可能以矽肺和石棉肺患者更多见。胸痛的部位不固定，多为局限性；疼痛性质多不严重，一般为隐痛、胀痛、针刺样痛等。

呼吸困难和病情的严重程度相关。肺部并发症的发生可明显加重呼吸困难的程度和发展速度，并可累及心脏，发生肺源性心脏病。

4.2.4 尘肺的治疗

尘肺病目前尚无特效治疗药及根治办法。主要是综合治疗，即在用药治疗的同时积极对症治疗，预防并发症，增强营养，生活规律化，进行适当的体育锻炼。我国多年来研究的一些矽肺治疗药物，在临床试用中观察到可以减轻症状、延缓病情进展。

4.2.5 尘肺的预防

尘肺预防的关键在于最大限度防止有害粉尘的吸入，只要措施得当，尘肺病是完全可以预防的。主要措施有：

1）工艺改革、革新生产设备：是消除粉尘危害的主要途径。

2）湿式作业：采用湿式碾磨石英、耐火材料，矿山湿式凿岩、井下运输喷雾洒水。

3）密闭、抽风、除尘：对不能采取湿式作业的场所，应采用密闭抽风除尘办法，防止粉尘飞扬。

4）接尘工人健康检查：包括就业前和定期健康检查，脱离粉尘作业时还应做脱尘作业检查。

5）个人防护：佩戴防尘护具，如防尘安全帽、送风头盔、送风口罩等。

4.3 镉中毒

痛痛病是20世纪初首先发生在日本富山县神通川流域的一种奇病，因为患者患病后全身非常疼痛，终日喊痛不止，因而取名“痛痛病”（亦称骨痛病）。在日本富山县，当地居民同饮一条叫作神通川河的水，并用河水灌溉两岸的庄稼。后来日本三井金属矿业公司在该河上游修建了一座炼锌厂。炼锌厂排放的废水中含有大量的镉，整条河都被炼锌厂的含镉污水污染了，河水、稻米、鱼虾中富集大量的镉，然后又通过食物链，使这些镉进入人体富集下来，使当地的人们得了一种奇怪的骨痛病。痛痛病实际就是典型的慢性镉中毒。

镉中毒主要是吸入镉烟尘或镉化合物粉尘引起。一次大量吸入可引起急性肺炎和肺水肿，慢性中毒会引起肺纤维化和肾脏病变。日本“痛痛病”是因长期摄入被硫酸镉污染的水源及食物引起的一种慢性镉中毒。

4.3.1 接触镉的行业

接触镉的工业有镉的冶炼，喷镀、焊接和浇铸轴承表面，核工业（核反应堆中的镉棒），镉蓄电池和其他镉化合物制造等。

4.3.2 镉中毒临床症状

若是吸入高浓度镉烟，通常出现急性镉中毒，先是有上呼吸道黏膜刺激症状，如咽痛、咳嗽等，脱离接触后上述症状减轻。4～10小时后，出现咳嗽、胸闷、呼吸困难，严重者可出现中毒性肺水肿或化学性肺炎，有明显的呼吸困难、胸痛、咯大量泡沫血色痰，可因急性呼吸衰竭而死亡。另外，用镀镉的器皿调制或存放酸性食物或饮料以及饮食中含镉，可引起急性镉中毒，通常经10～20分钟后，即可发生恶心、呕吐、腹痛、腹泻等症状。严重者伴有眩晕、大汗、虚脱、上肢感觉迟钝，甚至出现抽搐、休克。一般需经 3～5 天才可恢复。根据接触史和呼吸道症状，诊断不难。

若是长期过量接触镉，可产生慢性中毒，引起肾脏损害，主要表现为尿中含大量低相对分子质量蛋白质，晚期患者可出现慢性肾衰竭，即使脱离接触，肾功能障碍仍持续存在，肾结石的发病率也增高。还有长期吸入可引起肺部损害，主要为慢性进行性阻塞性肺气肿、肺纤维化，最终导致肺功能减退；长期接触镉作业者，肺癌发病率增高。严重慢性镉中毒患者的晚期可出现骨骼损害，表现为全身骨痛，即痛痛病，伴不同程度骨质疏松、骨软化症、自发性骨折。另外，慢性中毒者常伴有牙齿颈部黄斑、嗅觉减退或丧失、鼻黏膜溃疡和萎缩、轻度贫血等症状。

4.3.3 镉中毒的治疗

对于急性吸入镉中毒，口服中毒尽早用温水洗胃、导泻，并予补液，纠正水、电解质紊乱；急性吸入中毒治疗应用大剂量糖皮质激素，关键在于防止肺水肿。应及早撤离现场、保持安静，卧床休息，吸入氧气，保持呼吸道畅通，可雾化吸入 10% 硅酮，以消除泡沫，肾上腺皮质激素能降低毛细血管通透性，宜早期定量使用。可给予抗生素防止继发感染，急性食入性镉中毒时主要采用对症治疗，给予大量补液、注射阿托品用来止吐和消除腹痛。重症患者可给予血液透析治疗，同时给予去镉治疗，可选用依地酸钙钠；若有肾脏损害时，宜半量给予。

慢性镉中毒一般不主张去镉治疗，以对症治疗为主。乙基二硫代氨基甲酸钠治疗慢性镉中毒已引起临床关注。痛痛病患者可每日口服或肌内注射维生素 D、钙剂治疗，同时补充蛋白质，并给予苯丙酸诺龙 10mg 肌内注射，每周 1～2 次，可缓解症状。

4.3.4 镉中毒的预防

为了预防镉中毒，熔炼、使用镉及其化合物的场所，应具有良好的通风环境和密闭装置。焊接和电镀工艺除应有必要的排风设备外，操作时应戴个人防毒面具。不应在生产场所进食和吸烟。镀镉器皿不能存放食品特别是醋类等酸性食品。由于镉污染土壤，可造成公害病痛痛病，因此为了防止镉对环境的污染，必须做好环境保护工作，严格执行镉的环境卫生标准。

4.4 致癌车间

2006 年，重庆西南合成制药股份有限公司二分厂某车间 4 名职工患肺癌死亡。“致癌车间”的报道不胫而走。该典型事件反映出我国职业病防治处在一个滑坡和动荡的阶段。卫生部门对此立案调查。卫生部发出《对酮基布洛酚（KP）生产企业进行职业病危害调查的通知》，要求各省查明职工健康损害与劳动环境危害的关系，切实保护劳动者健康。

重庆市卫生局对西南合成制药股份有限公司二分厂违反《中华人民共和国职业病防治法》的行为立案调查，对该公司罚款 15 万元，同时提请重庆市人民政府责令关闭该公司酮基布洛酚生产车间。经核查，该公司存在以下主要问题：未认真落实职业病防治法律法规规定的职业健康监护、职业病危害警示标志、职业卫生培训和职业病危害因素检测评价，职业病防治工作不到位；轻视职业病危害对劳动者健康造成的后果，事件发生后没有采取积极有效的措施控制危害、改善劳动条件，对监督检查提出的整改意见，采取应付、拖延的做法，逃避责任；对接触有毒害作业劳动者的健康监护不到位，缺乏动态的劳动者健康资料；未开展作业场所危害检测评价工作，没有作业场所的职业危害检测资料，档案资料不完整、不规范；职业病防护设施不能保证有效运行，劳动者个人防护用品没有发放记录。

在党和政府的领导下，经过各地和各部门的共同努力，几十年来我国职业病防治工作取得了较大进展，并逐步走上了规范化、法制化的轨道。职业病防治责任日益明晰，职业病防治体系逐步完善，查处危害劳动者健康行为的执法力度不断加大，职业健康监护和职业病诊断、鉴定工作逐步规范，越来越多的劳动者享受了基本职业卫生服务，职业病诊断和治疗水平也不断提高，全社会关注农民工的良好氛围正在形成。但是，我国职业病防治事业依然任重道远。同时也希望广大劳动者增强依法维权意识，切实保护自己的健康权益。

5 传染性疾病

在漫长的人类历史中，传染病一直威胁着人类的健康和生存。人类同疾病斗争的最重要任务之一，就是传染性疾病的防治。经过一代代人艰苦卓绝的努力，特别是预防性的免疫接种和抗感染药物的应用，很多传染病已经得到有效控制。目前传染病已不再是引起死亡的首要原因，人类的生活多了健康快乐，也多了从容和自信。但是，很多种类的传染病仍然广泛存在，并不断有新型的传染病被发现，还有部分已被基本控制的传染病存在着死灰复燃的问题。我们对传染病的防治工作仍需加强，不可有丝毫的麻痹和懈怠。我们应该始终保持清醒的头脑：我们与传染病的斗争任重道远。

传染病是指由病原微生物感染人体后产生的有传染性、在一定条件下可引起流行的疾病。传染病的发生、发展、传播、预防、诊治都有一定的规律可循。掌握这些规律，是人类能够逐步了解传染病、战胜传染病的基础。

防治传染病是全社会的责任，同时也是每个人的责任。每个人都有必要了解传染病方面的基本知识，掌握必要的防护技能，提高对传染病的防控意识。只有这样，无论是遭遇新发传染病还是再发传染病的突袭，人类才能够有力、有序、有效、有度地正确应对。

5.1 传染性疾病成因

千百年来，各种致病的微生物在突破人类的免疫防线时，疫情的出现并不是偶然。从狂犬病、天花、黑死病，到禽流感、疯牛病，甚至艾滋病，每次传染性疾病的大流行，都会让人类付出了惨重的代价。

巴斯德为我们揭开了传染病的神秘面纱，一切传染病，说到底，都是病原微生物惹的祸。

地球上的微生物无处不在，天上、地下、水中、土壤内，甚至动植物体的表面和内部，这多得不可胜数的比微尘还要小的小生命，侵入毫无免疫能力的人，有可能产生灾难性的后果。

人类和微生物的关系密不可分，绝大多数微生物对人是有益无害的。人的体表及其与外界相通的腔道，出生不久就被一定种类和数量的细菌定植，与人体形成相互依赖、相互制约的生态学体系。医学上将这些定植菌称之为正常菌丛。正常菌丛对人体有许多生理的和健康的意义。它们对外界其他入侵的细菌有较强的屏蔽和拮抗作用。它们与可能致病的细菌竞争吸附点位的营养，并产生一些物质，如有机酸、过氧化氢、细菌素等，从而维护人们的健康。肠道内的一些细菌可合成维生素 B、维生素 K 等，并参与物质代谢。双歧杆菌帮助肠道的消化吸收功能，双歧杆菌减少易导致消化不良及腹泻。又如阴道内的乳酸杆菌，由于其发酵作用，保持阴道内低 pH 值，阻止其他微生物的存在。正常菌丛、人体与外环境之间维持相对的生态平衡。这种平衡在患病、衰老、抗生素、激素等因素影响下，常常会发生紊乱，出现生态失调或菌丛失调。严重失调可出现临床症状，称菌丛失调症或二重感染。目前乳酸杆菌、双歧杆菌等生态制剂，越来越引起人们的重视，用以治疗相关疾病或改善健康状况。

只有极少数的微生物对人类和动植物有害，引起疾病，或者使一些工农业产品腐败变质，影响人们的生活。我们把能引起人类和动植物疾病的微生物称为病原微生物。这些病原微生物根据形态结构又被分为细菌、病毒、螺旋体、立克次体、衣原体、支原体、真菌及放线菌等。

病原微生物也许并不是非要找我们的麻烦。首先，找我们的麻烦对它们通常没有好处。它们所冒的风险比我们大得多。很多时候，是它们被我们的免疫系统消灭掉了，而我们安然无恙。即使它们导致了疾病，那也只是引起了争斗，鹿死谁手还是未知数。再退一步说，即使它们导致了死亡，对它们也未必是好事，特别是对于只能在活细胞内生存的病毒来说，顶多算是两败俱伤、同归于尽而已。鉴于它们的绝对数量是那样的多，引起疾病的概率相对来说是这样的少，这里面有不可思议的一面。它们也许只是些脱离轨道的流星，误入了我们的地盘，或者是一些想要与我们的机体进行谈判的特使，结果不仅谈判无果，而且发生了争执。

一切传染病，说到底，都是病原微生物惹的祸。

传染性疾病的本质，应该说是病原微生物为了共生而与宿主举行的谈判和发生的矛盾。

5.2 《传染病》中的恐怖景象

2011 年美国电影《传染病》留给人们长久的思索。导演索德伯格运用精准、内敛的镜头语言，将一个类似于世界末日的景象描述得非常真实。故事围绕一种类似“非典”的流感病毒展开，这种恐怖疾病仅凭空气与接触就可以传播，数日即可致人毙命。随着女商人把病毒从澳门赌场带到芝加哥家中，沿途所有人、所有门把手、接触物都不断成为接力棒式的扩散源。芝加哥—香港—东京—伦敦—巴黎—日内瓦……银幕中央，时间、地名及人口的红色标注，不断提醒人们病毒的惊悚。一变十，十变千……无数患者口吐白沫倒下。

但作为一部电影，究竟要收于灰暗还是光明？角力中，索德伯格像宙斯俯视特洛伊战争一样，始终不肯往天平上加一个破坏平衡的砝码，任其血腥屠城。片中，他一再抻长病毒的活力和恐惧的张力，你能始终感受到导演态度上的犹豫：让人类输？还是赢？

其实，现实版的“非典”早已给出了答案。

5.2.1 “非典”的阴云

2003 年春节前，广州，市民们通过短信、电话，纷纷向外传说着一种可怕的“怪病”。后来，医生将它命名为“急性传染性非典型肺炎”，英文简写“SARS”，人们称它“非典”。

这种病似乎极其恐怖，作为一种烈性传染病，通过呼吸就能传播。广州城外的人们口口相传，有人染上“非典”后被隔离，有人已经染病死亡。“什么是非典?”最初，没有人知道，只知道染上可能就会死。

传言比“非典”传得更快，传得更让人恐怖。“广州口罩脱销，板蓝根脱销，白醋1 000元一瓶……”2003年春天，全程采访“非典”的《南方日报》女记者张蜀梅，后来写了《在SARS流行前线》一书，其中记述：“2月11日，我从家里出发（去广州）。临走的时候，母亲硬是让我带一些板蓝根，去几个药店一问，板蓝根在前一天已经脱销。药店老板说，都被在广东打工的家人买回去，寄到广东了。”弟弟在她上飞机时，给她买了5瓶白醋。

在得不到官方印证的2003年春节，传言像病毒一样蔓延开。“有传言说是鼠疫，有传言说是遭生物袭击。”走在街上，和往年一样欢聚在一起的人们，心里却没有往年平静。

媒体上开始出现这样的图片：入夜的广州中信广场上，一名女孩仔细地从背后给爱人系好口罩，两张本应是甜蜜的脸却绷得紧紧的。

政府最初应对的不够公开透明反而增加了疾病的神秘和恐怖气氛，稍后，新闻发言人被迫介绍，自去年年底，广东部分地区先后出现急性传染性非典型肺炎病例。从2003年1月12日起，个别外地危重患者转送到广州市部分大型医院治疗。春节前后，广州市开始出现本地病例。截至2月11日，广州市共发现一百多例该类病例，其中不少是医护人员。

5.2.2 抗击非典的功臣

广州医学院第一附属医院接收了一位从河源市送来的奇怪的肺炎患者：持续高热、干咳，肺部经X片透视呈现“白肺”（双肺部炎症呈弥漫性渗出，阴影占据了整个肺部）。然而，使用各种抗生素却毫不见效。两天后，从河源传来消息：当地医院救治过该患者的8名医务人员均感染发病，症状与患者相同。

接着，中山市也报告出现了类似“怪病”与医务人员被感染的情况。“看来情况是越来越严重了，当务之急应该弄清这种病的症结所在，找到预防与治疗方法”。

广东的佛山、河源、中山、深圳、广州等地均出现疫情，且大部分集中在广州地区。

早期危重的非典型肺炎患者，病情重、传染性强。在抗击非典型肺炎的初始阶段，由于医护人员与患者“密切接触”，往往是抢救一个人，放倒两三个医务人员。广州医学院第一附属医院有 20 多位医务人员感染得病，同时该院还收治了许多兄弟医院的医务人员。

老中青呼吸病专家组成的攻关小组，配合广东省“非典”医疗救治小组夜以继日地查阅文献，严密观察患者的变化，细致记录各种可供研究的资料。试行了多少方案？谁也记不清了。终于，他们找到了突破口：当患者肺部阴影不断增多，血氧监测有下降时，及时采用无创通气，患者的氧气吸入量就会增多，能较好地改善患者症状；当患者出现高热和肺部炎症加剧时，适当给予皮质激素，从每日 80 毫克至 500 毫克不等，能有效地减轻肺泡的非特异性炎症，阻止肺部的纤维化病变；而当患者继发细菌感染时，必须有针对性地使用抗生素。

实践证明，这是一套行之有效的救治方法，大大提高了危重患者的成功抢救率，降低了死亡率，且明显缩短了患者的治疗时间。两位双肺渗出病灶弥漫、生命垂危的非典型肺炎患者，经以上方法抢救，奇迹出现了。非典型肺炎并不可怕，可防、可治、可控。

5.2.3 难忘叶欣

在抗击非典型肺炎的战场上，广大医务工作者高扬白求恩精神的旗帜，无私无畏，冲锋在前，用生命谱写了救死扶伤的壮丽篇章。

在玉兰花开的时节，广东省中医院护士长叶欣永远离开了人世，她牺牲在抗击非典型肺炎的战场上。生前，她留下了一句令人刻骨铭心的话：这里危险，让我来。

把风险留给自己，把安全留给患者，这是无数医务工作者的崇高精神境界。正是有了一大批白衣战士的顽强奋战，非典型肺炎蔓延的势头才得以遏制。人民群众才得以安享宁静的生活。

“凡大医治病，必当无欲无求，誓愿普救含灵之苦。不得瞻前顾后，自虑吉凶，护惜生命。昼夜、寒暑、饥渴、疲劳，一心赴救。”唐代名医孙思邈将这篇《大医精诚》冠于中医巨著《备急千金要方》之首，提倡为医者必须发扬救死扶伤的人道主义精神，“精”于专业、“诚”于品德，这样才是德才兼备的“大医”。

这篇《大医精诚》，正是广东省中医院急诊科护士长叶欣在1974年，考上该院的“卫训队”正式从医所上的第一课。

在广东省中医院当了23年的急诊科护士长，无论是现场急救跳楼的垂危农民工，带头护理艾滋病患者，还是冒死抢救非典型肺炎患者，叶欣从来没有“瞻前顾后，自虑吉凶”。她用自己的生命书写了中国大医之“精诚”。2003年3月24日凌晨，因抢救非典型肺炎患者而不幸染病的叶欣光荣殉职，终年46岁。

叶欣牺牲后，记者探访了叶欣的家人、朋友、同事、病友以及主诊医生（负责她临终前的抢救工作），追寻这位白衣天使不灭的精神。

5.3 甲型H1N1流感

《传染病》在全世界放映，到处散布“狼来了”的信息。影片充满悬念却近乎没有故事，准确点说，病毒才是唯一的故事。所有人物，跟着这个看不见的微生物的产生、发展、扩散、变异、被研究、被追踪，一一卷进来。所谓“充满悬念”，其实都是一声声“狼来了”的彼此呼唤。

导演“狼来了”式的创作灵感也许还来自于现实版的甲型H1N1流感。最初人们称之为“猪流感”，很快人们感觉并发现与猪的关系并非那么绝对和密切，世界卫生组织把它定名为“甲型H1N1流感”。

这是一种急性呼吸道传染病，其病原体是一种新型的甲型H1N1流感病毒，在人群中传播。与以往或目前的季节性流感病毒不同，该病毒毒株包含有猪流感、禽流感和人流感三种流感病毒的基因片段。人群对甲型H1N1流感病毒普遍易感，并可以人传染人。

开始时人们很自然地想到SARS，想到“禽流感”，预测这种流感会难以控制地在全球暴发和流行，死亡率可能非常高。世界卫生组织一次又一次地调高警告级别。

2009年3月墨西哥首次发现甲型H1N1流感病毒变种。墨西哥官员宣称，他们在一名感染甲型 H1N1 流感病毒的女患者体内首次发现了该病毒的变种。墨西哥卫生部长官何塞·安赫尔·科尔多瓦对记者表示：这是墨西哥首次发现甲流病毒的变异体，他还透露，目前墨西哥全国还发现有 423 例该病毒的疑似病例。报道称，这名女患者两个月前因呼吸系统疾病被墨西哥城的一家医院收治，后被诊断为甲流的重症病例。科尔多瓦对公众列举出一些可能感染此病毒的风险因素并称该病毒可以随时变异，可能引发十分严重的后果。自 2009 年 3 月首次发现甲型 H1N1 流感病毒以来，墨西哥全国已经有 1 088 人因感染此病症不治身亡。2009 年 4 月，甲型 H1N1 流感在墨西哥以外蔓延以来，全球已出现至少 6 770 例甲型 H1N1 流感患者死亡病例。

甲型 H1N1 流感逐步在比利时、英国、冰岛和爱尔兰等欧洲国家，以及美洲中部和欧洲大多数国家挪威、格鲁吉亚、立陶宛、摩尔多瓦、塞尔维亚等。以色列、哈萨克斯坦、乌兹别克斯坦和阿富汗部分地区甲型 H1N1 流感病例也呈快速增长态势。

世界卫生组织总干事陈冯富珍是在征询世界卫生组织专家委员会的意见后，6 月 11 日把流感大流行警戒级别提升至 6 级。

对多数甲型 H1N1 流感患者来说，经过临床大夫的积极治疗，一般经过约一周时间，身体就会康复，有的患者病程可能会长一些。

目前的资料提示，约有 6% 的患者会因为发生了严重的继发症而导致死亡，但病死率远比人禽流感和 SARS 低。

正因为全球的共同抗击，甲型 H1N1 流感就无声无息地过去了。

世界卫生组织总干事陈冯富珍 2010 年 8 月 10 号宣布，甲型 H1N1 流感的大流行期已经结束，但世界卫生组织呼吁各国继续监察新型流感，防范病毒变种。

陈冯富珍听取世界卫生组织紧急委员会专家的意见后，宣布解除新流感的最高警戒。但她预期，未来几年新型流感会好像季节性流感一样继续流行，流感病毒也会对部分国家和地区存在隐患。

此外，世界卫生组织流感大流行问题特别顾问福田敬二，也呼吁各国继续监察新流感变化，他建议各地继续采取防疫措施，包括注射疫苗。

5.4 狂犬病

5.4.1 揭示传染病奥秘的“微生物学之父”——路易斯·巴斯德

1822年12月27日，巴斯德诞生在法国东部裘拉省的洛尔镇。1840年8月，他中学毕业，10月被聘为布山松中学的助教，他边任教边准备大学入学考试。1843年8月，巴斯德考入高等师范学校，攻读化学和物理的教学法。课堂上学来的知识，他都要用实验来验证。他整天埋头在实验室里，因此被称为实验室的蛀虫。1846年，24岁的巴斯德从高等师范学校毕业，并通过了物理教授资格考试。就这样，巴斯德在24岁那年，进入巴莱（年轻时发现过溴元素）的实验室，一方面当助手，一方面成为博士班研究生。

巴莱认为自己的研究生涯已告一段落，想把所有的精神放在学生上，也给予他的学生很大的自由，任凭他们选择学习的方法和方向。他注重学生的原创力和想象力，不希望他们使用既有的实验器材，如果他们必须使用器材，只能自行设计。为了待在巴莱的实验室，巴斯德欣然接受这个特别的要求。一年以后，巴斯德论文获通过，巴斯德取得理学博士学位。他陆续担任过物理和化学课程的教授工作。

按当时的规定，高等师范的毕业生必须要在中学教一次书。1848年11月，巴斯德心怀远离研究工作的遗憾，赴第戎莱西的中学当老师。他的导师巴拉尔和皮欧同教育部交涉，不久巴斯德被任命为斯特拉斯堡大学的副教授。在斯特拉斯堡大学，巴斯德见到了教务长的女儿玛丽·罗兰，他对玛丽一见倾心。1849年5月29日，巴斯德和玛丽结婚。玛丽很理解丈夫对工作的兴趣，全心操持家务，帮助丈夫。他们有五个孩子，三个孩子死于伤寒，可能是这个原因驱使巴斯德致力于治病救人。婚后，巴斯德重投入对结晶化学的所究。

1854年9月，巴斯德被任命为新创立的里尔大学化学教授兼总务长。在职时，里尔当地的葡萄酒酿酒人员到大学找他，请他替他们找出葡萄酒变酸的原因。

当时，法国的啤酒、葡萄酒业在欧洲是很有名的，但啤酒、葡萄酒常常会变酸，整桶芳香可口的啤酒，变成了酸得让人不敢闻的黏液，只得倒掉，这使酒商叫苦不已，有的甚至因此而破产。1856 年，里尔一家酿酒厂厂主请求巴斯德帮助寻找原因，看看能否防止葡萄酒变酸。

5.4.2 酵母菌、乳酸菌

巴斯德答应研究这个问题，他在显微镜下观察，发现未变质的陈年葡萄酒，其液体中有一种圆球状的酵母细胞，当葡萄酒和啤酒变酸后，酒液里有一根根细棍似的乳酸杆菌，就是这种“坏蛋”在营养丰富的葡萄酒里繁殖，使葡萄酒“变酸”。他把封闭的酒瓶放在铁丝篮子里，泡在水里加热到不同的温度，试图既杀死这乳酸杆菌，而又不把葡萄酒煮坏，经过反复试验，他终于找到了一个简便有效的方法：只要把酒放在 50 ~ 60℃ 的环境里，保持半小时，就可杀死酒里的乳酸杆菌，这就是著名的“巴斯德杀菌法”（又称高温灭菌法），这个方法至今仍在使用，市场上出售的消毒牛奶就是用这种办法消毒的。

研究了发酵现象，发现了酵母菌、乳酸菌。这是以前的人不知道的，但这些小东西是从哪里来的？破布可闷出小老鼠、腐草生萤的古老传说，说明许多生命是自然产生的。1859 年自然发生论终于被巴斯德推翻了，原来在争辩“生物是否自然发生”的时候，达尔文的《物种起源》发表了，这给巴斯德一个重要的启示，生命是逐渐进化的，现代的生物是以前的生物演变来的，那么古代的这些传说可能有问题。他一方面想着，一方面着手实验。他取出两种瓶子（曲颈瓶、直颈瓶），里面放着肉汁，再分别用火加热，对肉汁及瓶子杀菌，结果放在曲颈瓶里煮过的肉汁，由于不再和空气中的细菌接触，肉汁经过 4 年，还没有腐败；另一放在直颈瓶的肉汁，很快就变坏了。这些都可以解释万物都不是自然会发生的，即使细菌亦如此。巴斯德的实验与见解，很快得到大众的信服。也因为巴斯德的这个发现，人们才知道伤口的腐烂和疾病的传染，都是细菌在作怪，消毒与预防的方法在医学界盛行起来。

1862 年，巴斯德当选为法国科学院院士。

5.4.3 传染病和化脓症的原因

巴斯德试图探讨一个医学奥秘：人和动物的某些疾病，是否也有微生物参与。1873 年，他 51 岁，被选为医学科学院的院士。当时的医学很落后，施行的外科手术，患者常因败血症而死亡。医生格兰怀疑伤口化脓与空气中的微生物有关。他邀请巴斯德一同研究。巴斯德用实验证明传染病和化脓症的真正原因是微生物。他建议将外科手术器具放在火焰上烧灼，以杀灭微生物，但当时大多数医生仍不承认巴斯德的学说。

巴斯德因对蚕病和酵母菌的研究而获国民议会的国民奖，1876 年 9 月，他代表法国出席在意大利米兰举行的国际养蚕大会，巴斯德的理论与实验，得到大会的一致肯定。回国后，他拖着不太灵便的病体，又开始对炭疽病的研究。

他在患炭疽病已死亡的动物身上，抽出这种细菌，且在试管培养这些细菌，使它们的毒性减得很弱。他尝试着把这些毒性减弱的细菌注射到健康动物的身上。然后过些时候，又把毒性强的细菌注射到同一只动物身上，结果发现，这只动物居然没有得病。而跟这只动物同在一群的其他动物，却有不少得了炭疽病死亡。这证明注射过的那只动物得到了抵抗这种疾病的能力。

到这个时候，很多人还不相信牛、羊注射毒性弱的炭疽病菌，就不会得炭疽病这件事。为了证明自己是对的，巴斯德举行一次公开实验，对象是 50 只健康的羊，他把弱的炭疽病菌注射到 25 只羊体内，2 周后又将强的炭疽病菌注射到全部的 50 只羊体内。他向大家预测说："起初注射弱的炭疽病菌的 25 只羊，不会生病，但另外那 25 只先前没注射弱的炭疽病菌的，会死掉。" 2 天以后，一群人聚在草原观看实验结果，结果有 25 只羊活得好好的，另外 25 只羊死了。巴斯德发明了预防注射的方法，成功打败炭疽病。

1881 年，他因为这个贡献得到杰出十字奖章。

1881 年 8 月，巴斯德在国际医学会议上提出了关于鸡霍乱炭疽疫苗的报告。与会代表用经久不息的掌声表达对这位不知疲倦的科学家衷心的敬意。1882 年巴斯德被选为法国研究院院士，当选研究院院士是学者的最高荣誉。

5.4.4 成功研发狂犬疫苗

狂犬病是一种可怕的传染病。人和家畜被病犬咬伤之后，也会患狂犬病。它每年要夺走数以百计法国人的生命，当时没有疫苗也没有免疫球蛋白来对付狂犬病，人们只能使用烧红的铁棍，19 世纪的欧洲人相信，火焰与高温可以净化一切事物，包括肉眼所看不见的细菌。当时只要是被动物咬伤的人们，都会被村庄中的壮汉们强压至打铁铺，请铁匠用烧红的铁棍去烙烫伤口，想借此“烧”死看不见的病原，但如此原始、残酷的做法，并没有办法治疗狂犬病，常常只是加速死亡的来临。

1880 年底，一位兽医带着两只病犬来拜访巴斯德，请求帮助。能不能制成狂犬病疫苗呢?

巴斯德和助理们，冒着危险采集狂犬的唾液，然后注射到健康犬只的脑中，健康的犬只果然马上发病死亡，历经数次的动物实验，巴斯德推论出狂犬病病毒应该都集中于神经系统，因此他大胆地从病死的狂犬身上取出一小段脊髓，悬挂在一支无菌烧瓶中，使其“干燥”。他发现，没有经过干燥的脊髓，是极为致命的，如果将脊髓研磨后将其和蒸馏水混合，注入健康的犬只体内，狗必死无疑；相反的，将干燥后脊髓和蒸馏水混合注入狗的身上，却都神奇地活了下来。巴斯德于是推断干燥后的脊髓病毒已经死了，至少已经非常微弱。因此他把干燥的脊髓组织磨碎加水制成疫苗，注射到犬只脑中，再让打过疫苗的狗，接触致命的病毒。经过反复实验后，接种疫苗的狗，即使脑中被注入狂犬病病毒，也都不会发病了！巴斯德高兴宣布狂犬病疫苗研发成功！

1885 年，一位几乎绝望的母亲，带着被狂犬咬伤的 9 岁小男孩约瑟芬，来到了巴斯德实验室门口，哀求巴斯德救救她的孩子。为了不眼睁睁看着男童死去，巴斯德决定为约瑟芬打下人类的第一针，这时距离约瑟芬被狗咬伤已经四五天了；巴斯德在 10 天中连续给少年注射了十几针不同毒性的疫苗。每天晚上，焦虑的巴斯德彻夜不眠地等待，5 天、10 天、1 个月过去了，少年健朗如常，终于安然返回家乡。消息传开，国内外络绎不绝的患者蜂拥而至。巴斯德和助手日夜忙碌。长年地过度工作，严重损害了巴斯德的健康。1887 年 10 月 23 日上午，他脑溢血又发作了，倒在写字台上，舌头麻痹，说不出话来。1888 年，巴斯德研究所竣工，法国总统和各界人士都出席了隆重的落成典礼。望着宽敞的实验室和良好的设备，梦寐以求的愿望终于实现了，不能言语的巴斯德感到莫大的喜悦。

巴斯德 70 岁生日，法国举行了盛大的庆祝会，巴黎索邦大学的大礼堂，座无虚席，约瑟夫·李斯德上前向巴斯德道贺，巴斯德由法国总统搀扶，从热烈的人群中走向主席台，受到人们的敬仰，大会送给他一枚纪念章，上面刻着："纪念巴斯德 70 岁生日，一个感谢你的法兰西，一个感谢你的人类。"

巴斯德虽不是一名医生，但他对医学的贡献也是无法估量的。

巴斯德严谨的、科学的实验设计，他淡泊名利的高尚情操，他为追求真理而不顾个人安危的献身精神，使得他在微生物学、免疫学、医学，尤其是为微生物学，做出了不朽贡献，"微生物学之父"的美誉当之无愧。

5.5 鼠疫

鼠疫几乎就是瘟疫的代名词，最著名的黑死病也被认为是指鼠疫。在人类历史上曾经有过数次大规模暴发，黑死病是人类历史上最严重的瘟疫之一。起源于亚洲西南部，约在 1340 年散布到欧洲，而"黑死病"之名是当时欧洲的称呼。这场瘟疫在全世界造成了大约 7 500 万人死亡，其中 2 500 万为欧洲人。根据估计，中世纪欧洲约有 1/3 的人死于黑死病。

在 14 世纪中期，欧洲受到一场毁灭性的瘟疫侵袭，即一般人所称的黑死病。它从中亚地区向西扩散，并在 1346 年出现在黑海地区。它同时向西南方向传播到地中海，然后就在北太平洋沿岸流行，并传至波罗的海。约在 1348 年，黑死病在西班牙流行，到了 1349 年，就已经传播到英国和爱尔兰，1351 年传播到瑞典，1353 年传播到波罗的海地区的国家和俄罗斯。只有路途遥远和人口疏落的地区才未波及。根据今天的估算，当时在欧洲、中东、北非和印度地区，有 1/3 ~ 1/2 的人因此而死亡。

许多城镇因此人口大减，无人幸免，而这些人都对社会有一定价值，他们或从事农耕或从事其他工作，一旦他们移居到城市，就会加速瘟疫的传染。

黑死病盛行的后期，由于肥皂的发明，使其感染概率下降，最后直到灭绝。目前黑死病病毒仅在美国等少数几个国家的实验室存在。

5.5.1 历史上最可怕的疾病

从 1348 年到 1352 年，黑死病把欧洲变成了死亡陷阱，这条毁灭之路断送了欧洲 1/3 的人口，总计约 2 500 万人！在随后的 300 年间，黑死病不断造访欧洲和亚洲的城镇，威胁着那些劫后余生的人们。尽管准确统计欧洲的死亡数字已经不可能，但是许多城镇留下的记录却见证了惊人的损失：1467 年，俄罗斯死亡 127 000 人，1348 年德国编年史学家吕贝克记载死亡了 90 000 人。

这场灾难在当时称作黑死病，实际上是鼠疫。鼠疫的症状最早在 1348 年由一位名叫博卡奇奥的佛罗伦萨人记录下来：最初症状是腹股沟或腋下的淋巴肿块，然后，胳膊上和大腿上以及身体其他部分会出现青黑色的疱疹，这也是黑死病得名的缘由。极少有人幸免，几乎所有的患者都会在 3 天内死去，通常无发热症状。

黑死病最初于 1338 年中亚一个小城中出现，1340 年左右向南传到印度，随后向西沿古代商道传到俄罗斯东部。从 1340 年到 1345 年，俄罗斯大草原被死亡的阴影笼罩着。1345 年冬，鞑靼人在进攻热那亚领地法卡，攻城不下之际，恼羞成怒的鞑靼人竟将黑死病患者的尸体抛入城中，结果城中瘟疫流行，大多数法卡居民死亡了，只有极少数逃到了地中海地区，然而伴随他们逃难之旅的却是可怕的疫病。

1347 年，黑死病肆虐的铁蹄最先踏过君士坦丁堡这个最大的贸易城市。到 1348 年，西班牙、希腊、意大利、法国、叙利亚、埃及和巴勒斯坦都暴发了黑死病。

1352 年，黑死病袭击了莫斯科，连莫斯科大公和东正教的主教都相继死去。黑死病的魔爪伸向了社会各个阶层，没有人能逃避死亡的现实。

除了欧洲大陆，鼠疫还通过搭乘帆船的老鼠身上的跳蚤跨过英吉利海峡，蔓延到英国全境，直至最小的村落。农村劳力大量减少，有的庄园里的佃农甚至全部死光。生活在英国中世纪城镇里的人们，居住的密度高，城内垃圾成堆，污水横流，更糟糕的是，他们对传染性疾病几乎一无所知。当时人们对死者尸体的处理方式也很简单，处理尸体的工人们自身没有任何防护，这帮助了疾病的蔓延。为了逃避死亡，人们尝试了各种方法，他们祈求上帝、吃精细的肉食、饮用好酒……医生们企图治愈或者缓和这种令人恐惧的疾病，他们用尽各种药物，也尝试各种治疗手段，从通便剂、催吐剂、放血疗法、烟熏房间、烧灼淋巴肿块或者把干蛤蟆放在上面，甚至用尿洗澡，但是死亡还是不断降临到人间。一些宗教人士以为是人类的堕落引来的神明的惩罚，他们穿过欧洲的大小城镇游行，用镶有铁尖的鞭子彼此鞭打，口里还哼唱着“我最有罪”。而在德国的梅因兹，有1.2万犹太人被当作瘟疫的传播者被活活烧死，斯特拉堡则有1.6万犹太人被杀。只有少数头脑清醒的人意识到可能是动物传播疾病，于是他们把仇恨的目光集中到猫、狗身上，他们杀死所有的家畜，大街上满是猫、狗腐败的死尸，腐臭的气味让人窒息，不时有一只慌乱的家猫从死尸上跳过，身后一群用布裹着口鼻的人正提着木棍穷追不舍。没有人会怜悯这些弱小的生灵，因为它们被当作瘟疫的传播者。

黑死病夺走了当时每4个欧洲人中的一个。当可怕的瘟疫突破英吉利海峡，在南安普敦登陆时，这座海边城市几乎所有的居民都在这场瘟疫中丧命，而且死得都非常迅速，很少有人得病后能在床上躺上两三天，很多人从发病到死亡只有半天时间。

5.5.2 典型的自然疫源性疾病

鼠疫在人间流行前，一般先在鼠间流行。鼠间鼠疫传染源（储存宿主）有野鼠、地鼠、狐、狼、猫、豹等，其中黄鼠属和旱獭属最重要。家鼠中的黄胸鼠、褐家鼠和黑家鼠是人间鼠疫重要传染源。各型患者均可成为传染源，因肺鼠疫可通过飞沫传播，故鼠疫传染源以肺型鼠疫最为重要。败血性鼠疫早期的血有传染性。腺鼠疫仅在脓肿破溃后或被蚤吸血时才起传染源作用。三种鼠疫类型可相互发展为对方型。

当鼠蚤吸取含病菌的鼠血后，细菌在蚤胃大量繁殖，形成菌栓堵塞前胃，当蚤再吸入血时，病菌随吸进之血反吐，注入动物或人体内。蚤粪也含有鼠疫杆菌，可因人搔痒进入皮内。此种“鼠→蚤→人”的传播方式是鼠疫的主要传播方式。少数可因直接接触患者的痰液、脓液或病兽的皮、血、肉经破损皮肤或黏膜受染。肺鼠疫患者可借飞沫传播，造成人间肺鼠疫大流行。

鼠疫感染人群的症状是无特征性的发热、畏寒、不适、头及四肢疼痛、恶心、喉痛，常见的是最早被蚤叮咬的地方其相关的淋巴结出现淋巴结炎，这就是腺鼠疫，其90%发生在腹股沟淋巴结，少数发生在腋下或颈部，受害的淋巴结肿胀、红肿、变软、化脓，发热是最常见的。

鼠疫的发病有明显的季节性，在我国南方的鼠疫（主要是腺鼠疫）多发生在春夏季节，青藏高原等地区的鼠疫（主要是肺鼠疫）多发生于夏秋季节。

鼠疫的预防措施主要是减少人被感染的蚤叮咬、直接接触被感染的组织或者肺鼠疫患者的可能性。通过使用杀虫剂和驱避剂避免蚤的叮咬。在农村避免处理老鼠。实行“三报三不”制度，鼠疫“三报”是指：报告病死鼠、报告疑似鼠疫患者、报告不明原因的高热患者和急死患者。鼠疫“三不”是指：不私自捕猎疫源动物、不剥食疫源动物、不私自携带疫源动物及其产品出疫区。

实践经验证明及时准确的诊断是降低病死率的关键，在有特效药应用以来，大多数死者是因为诊断不及时或延误诊断造成的。因此，除熟悉鼠疫的一般临床知识外，需认真注意以下几点：①流行病学指征。临床资料显示：绝大部分患者源于疫源地动物鼠疫流行区，往往是出现动物鼠疫猛烈流行时才波及人类，因此应注意患者发病前的潜伏期。②是否到过鼠疫区和与传染源接触的程度，重点是有无被蚤叮咬的可能。③是否剥食可能染疫的动物。④应在查明疫源地情况下，掌握动物鼠疫流行状态，注意情况不明的死角地区。

鼠疫能否在人间造成大流行，首先取决于对首发病例的准确诊断。

鼠疫防治具有长期性。目前，我国鼠疫疫源地分布于地广人稀的草原和荒漠地带，生态环境基本处于原始状态，因而动物鼠疫流行不受社会和自然因素的影响，鼠疫菌能在生物群落中世代交替、繁衍不断，保证了动物鼠疫存在的持续性。只要鼠疫自然疫源地存在，就有发生人间鼠疫的危险，因此鼠防工作不可放松。

在经济和科技迅猛发展的今天，增大了鼠疫防治的力度，不会再出现历史上曾有过的历史灾难，但决不能忽视新形势下出现的危险。例如旅游业的发展，家养猫、狗等宠物的人越来越多，野生动物进入餐桌等。我国防治鼠疫的历史经验证明，党和政府的坚强领导及《传染病防治法》的实施是鼠疫防治工作的有力保证。

5.6 肺结核

《红楼梦》里的林黛玉，《茶花女》里的玛格丽特，纤弱女子，梨花带雨，红颜薄命，在文学家描述的凄美的人生中，都随着一种疾病结束了短暂的生命。这种疾病就是结核病，18 ~ 19 世纪的文学作品中经常描述这样的角色：面色苍白、咯血、慢慢消瘦直至死亡，这让结核病增添了许多悲情色彩。结核病又称“痨病”或“白色瘟疫”，英国大诗人济慈为其起了一个别名，称其为“人类死亡队长”。它是一个古老的传染病，历史上曾多次大规模流行，至少夺去 2 亿人的生命。我国著名文豪鲁迅，民国名媛林徽因都是死于结核病。然而这曾经被称为“白色瘟疫”的疾病，时至今日，仍掀起一道道波澜与危机……

5.6.1 结核病历史

结核病的历史可能与人类诞生一样久远，科学家柏塞罗证明，在德国的海德堡发现石器时代的人第 4、5 胸椎有典型的结核性病变。距今 7 000 年以上的古代已经有结核性疾病了。古代埃及在发掘墓葬中发现木乃伊身上脊椎有结核性病变。在努比亚的木乃伊有 5 例脊椎结核，第五王朝（前 2500 年）的木乃伊发现有骨关节结核。古希腊详细记载了肺结核，将其称为“消耗病”，而且认为结核病是传染性疾病。并提出结核患者应吃容易消化的食物和喝新鲜牛奶。进入罗马时代，杰尔苏（前 43—20 年）和普乐诗（23—79 年）对肺结核有详细的记载，并提出了气候条件疗法、转地疗法、开放疗法。罗马的加伦（134—201 年）详细地设计了肺结核患者的对症疗法，开设疗养院，设计每日生活规则等。

我国在湖南长沙马王堆汉墓发掘出的女尸也发现左肺上部左肺门处有结核病的钙化灶。我国最早的医书《黄帝内经·素问》中就有类似结核病晚期症状的记载；在此后的岁月中，中国许多医书，如《金匮要略》《中藏经》《诸病源候论》《千金方》等中均有结核病的记载。

1965年，法国学者西尔维亚斯解剖了数具死于“消耗病”人的尸体，发现了肺及其他器官的病变，并根据形状将其命名为“结核”并沿用至今。

5.6.2 结核病的危害

在人类早期的医书中，并没有记载因结核病死亡了多少人。1734年，英国《男人杂志》记载：1733年伦敦共死亡17 630人，其中结核病造成4 139人死亡，占24%，为传染病死亡原因之首，其次才是天花。

19世纪，结核病在欧洲与北美大流行，死亡人数不计其数，人们称之为“巨大的白色瘟疫”，1904年，美国因结核病死亡人数超过24万人；20世纪初，全球每年因患结核病死亡的人数超过200万人。

历史上许多文学家和艺术家如济慈、肖邦、拜伦、契诃夫、史蒂文森、勃朗特姐妹、小仲马、郁达夫、鲁迅等都患有结核病，济慈还因结核病26岁丧命。

结核病在19世纪的流行文学作品中也有生动的体现，结核患者因为严重贫血而脸色苍白，日渐瘦弱，这样的症状与当时的审美风气相互影响，使结核病一度与年轻、纯洁、热情、忧伤和才华联系起来。1852年小仲马的小说《茶花女》与1896年普契尼的歌剧《艺术家的生涯》中，女主角都死于肺结核，疾病与她们受挫的爱情紧密交织。《红楼梦》中有17人出现结核病症状，最典型的是主角林黛玉死于结核病。

5.6.3 结核病流行的三个时期

国内外许多学者针对结核病的流行演变将结核病的流行历史分为三个时期：1882年结核杆菌被发现以前。这一时期，人们对结核病没有一个科学的认识，结核病流行十分猖獗，结核病死亡率高，人们称之为“白色瘟疫”。

1882～1945年，即罗伯特·科赫发现结核杆菌到链霉素等抗结核药物没有广泛应用之前，这一时期，明确了传染源和传播途径，在肺结核的诊断、早期发现、预防、治疗、消毒、隔离及卫生宣教等方面有了新的进展。

从1945年开始，已进入现代化学疗法的阶段，随着各种化学药物的问世，化学疗法逐渐普及，结核病控制措施不断完善，使结核病的流行状况发生了显著的变化，使结核病的流行呈加速下降趋势。

（1）“白色瘟疫”的来源

结核病可能原来存在于牛群中，在人类驯养牛（前8000—前4000年）之后，开始侵袭人类。考古证据显示，人类最早的结核病可能由牛分枝杆菌导致，因喝牛奶而感染（由于牛奶灭菌技术的出现，目前这类病例已经很罕见。一种毒性较弱的牛分枝杆菌被用于结核病免疫，称为卡介苗）。在公元前1000年之后，人类肺结核开始广泛出现。一些科学家认为，人类身上的结核分枝杆菌可能源自牛分枝杆菌，它在饮用牛奶的古印欧人中首先进化出来，然后传播到全世界。

（2）漫长的探索之路

在结核病致病原因被找到之前，人们曾想出许多治病方法。古罗马的医生教患者饮人尿或象血，食狼肝。在中世纪英国和法国，新登基的国王有一项重任：触摸他的臣民以治疗结核病。人类或动物的乳汁曾在不同时代和地方被当作良药。有许多疗法相互矛盾：一派医生让患者多休息，另一派偏说要多锻炼；有的主张多吃，有的提倡禁食；有的让患者出去旅行（到异国他乡去呼吸新鲜空气疗养，这也是结核病在19世纪的浪漫特征之一），有的说应当住在地下。可以想见，那些无根据的药方都没有效果。至于那曾被认为万能的放血疗法，用在本来就贫血的结核患者身上简直是要命。《茶花女》中，就有采用放血疗法治疗结核病的描述，鲁迅笔下更有人血馒头治疗此病的荒唐举动，但都无济于事。

直到19世纪中叶，人们才开始明白结核病是会传染的。在此之前，许多医生认为结核病是遗传所致（因为经常有全家发病的情况，勃朗特姐妹一家是个著名的例子），并与积劳成疾和感情波折有关。1868年，法国军医维尔曼证实结核病可由人传染给牛、由牛传染给兔子，并提出结核病源于某种特定微生物。1882年，罗伯特·科赫发现了这种“特定微生物”：结核分枝杆菌，一种直径半微米、长约几微米，形状像小杆子的细菌。

（3）病魔的元凶——结核杆菌

结核分枝杆菌复合群包括结核分枝杆菌、牛分枝杆菌、非洲分枝杆菌和田鼠分枝杆菌，引起人类疾病的主要是结核分枝杆菌。结核分枝杆菌大小为（0.3～0.6）微米×（1～4）微米，细小而略弯，两端略钝。抗酸染色是其重要特性，临床上一旦在标本中发现抗酸染色阳性的细菌绝大多数代表结核分枝杆菌，仍需要培养及进一步的菌种鉴定。结核菌生长缓慢，至少需要2～4周才有可见菌落。

结核菌细胞壁富含脂质，约占细胞壁的60%，主要成分是分枝菌酸和酸化海藻糖。前者是抗酸染色反应的物质基础；后者包括海藻糖双分枝菌酸和硫甘酸，分别具有介导肉芽肿形成和促进细菌在吞噬细胞内存活的作用。细胞壁中尚含有脂多糖，其中脂阿拉伯甘露聚糖具有广泛的免疫原性，生长中的结核杆菌能大量产生，是血清学诊断中应用较多的一类抗原物质。

5.6.4 与元凶的战斗

结核杆菌几乎可感染身体任何部位，以肺部为主。疾病蚕食肺部造成空洞，最终置人于死地。只有患肺结核者才会将病菌传染给别人，传播途径是空气——患者咳嗽或打喷嚏，你在一旁只需呼吸，便可能染上。从全球来看，结核病十分可怕，每4秒就有人感染、每10秒有人死亡。但对具体的人而言，结核杆菌似乎并不特别凶狠。它繁殖速度不快，能潜伏很多年而不使人表现出任何症状，致病后也不会像埃博拉病毒那样很快置人于死地。一个结核患者如果未得到治疗，一年可能传染10～15人。

结核杆菌有一层蜡状的柔软外衣，保护它免受免疫系统的攻击。称为巨噬细胞的免疫细胞像平常那样把外来的异物吞下去，然而结核杆菌并不像普通细菌那样被“消化”，它在巨噬细胞里生存下来继续生长，受其保护。于是，巨噬细胞变成了藏有结核杆菌的特洛伊木马。但人体并非就此束手无策，巨噬细胞向其他免疫细胞求救，补充装备，对结核杆菌展开更猛烈的剿杀。结核病最典型的组织损伤——结核，是免疫系统与结核杆菌激斗过后的战场。

第一次战斗多由免疫系统的暂时胜利告终，只留下一些小小的坏死区域。但病菌并未被斩草除根，它们在人体里隐藏许久，不露声色，等到人由于衰老或其他疾病等原因而衰弱时，便发起新的攻击。这一次，免疫系统无法抑制病菌，规模升级的战斗意味着更大的战场，结核越来越多、组织损伤越来越严重，患者的身体在战斗中被逐渐消耗。肺部的空洞导致血管破裂时，患者会咯血，就像济慈看见自己的死期时那样。

5.6.5 短暂的黄金时代

19世纪中叶，在疗养院治疗结核病的方法在欧洲十分盛行，其后美国也开始效法。同时医学界开始推动健康生活方式（加强锻炼和营养），呼吁提高卫生水平，改善贫民居住条件，这降低了结核病的发病率。虽然疗养对患者本身并无实质好处，但患者在疗养院或医院得到隔离，使他们传染给别人的风险降低，也有助于抑制结核病的流行。另外，牛奶巴氏灭菌法的推广，阻止了结核病由牛传染给人。由此可见，要对抗一种传染病，治疗方法并不是唯一的。

由于发现结核杆菌在氧浓度高的环境下繁殖很快，医生们也尝试用人工手段阻碍病菌的氧气供应，如外科手术或人工气胸（人为地使气体在胸部聚集、使肺萎陷）。其他学科的进展也为治疗提供了帮助，1895年伦琴发现X射线，使医生可以更准确地了解病情。但也出现了新的错误尝试，比如金疗法——注射含金元素的化合物——在20世纪初一度非常流行，直到经过严格的对比试验证明无效。

奇迹还是要等抗生素的出场。划时代的青霉素对结核病无效；1940年从土壤细菌中分离出的放线菌素能抑制结核杆菌繁殖，但毒性太强。真正的成功于1943年到来，动物实验显示链霉素对结核杆菌有效，且毒性相对较低。1944年11月20日，链霉素首次被批准用于治疗结核患者，效果令人鼓舞。尽管新药仍有副作用，特别是会伤害内耳，但它的出现意味着结核病是可以治愈的。患者咳嗽着消瘦，无可挽回地慢慢死去，这噩梦终于有了醒来的希望。

由此开始了人类控制结核病的第一个黄金年代。第二次世界大战结束了，人们生活环境改善、发病率下降，同时抗结核药纷纷涌现：对氨基水杨酸（1949年），异烟肼（1952年），吡嗪酰胺（1954年），环丝氨酸（1955年），乙胺丁醇（1962年）和利福平（1963年）。其中异烟肼和利福平疗效最佳，前者干扰结核杆菌细胞壁的合成，后者阻止结核杆菌根据DNA制造蛋白质，是抗结核一线药物中的首选。它们与其他药物结合的混合疗法，是目前治疗结核病的标准方法。

从20世纪50年代开始，一些国家的结核病发病率迅速下降，例如美国有的结核病医院因为生意冷清而关门。结核病在欧美等国家开始被公众遗忘，年轻一代中有许多人根本不知道它是什么。1987年，美国消除结核咨询委员会提出计划，要在2010年消灭结核病（发病率降到百万分之一）。然而，在许多发展中国家，结核病依然非常普遍，而发达国家的发病率也有所回升。目前在伦敦的某些地区，结核病发病率与发展中国家相同。像消灭天花那样消灭结核病，这目标一时变得遥遥无期。

其中的原因有科学的，也有非科学的。细菌的进化非常迅速，结核病的特点又使抗药菌株特别容易产生和传播，人类必须不停地开发新药、新疗法才能不在这场军备竞赛中太落后。但自利福平之后，就再也没有出现过针对结核病的、有效的新药。而且，疾病在医学上可以治愈，与患病的人能得到救治，完全是两回事。最需要治疗的患者，可能支付不起医药费。结核病与艾滋病狼狈为奸，使这种情形更加严重。

5.6.6 病魔的今天

由于现代人的营养和卫生条件改善，结核病发病率下降了，特别是在抗生素出现之后。就像看待其他一些传染病那样，人们一度认为自己快要征服它。然而随后就来了抗药菌株，还有艾滋病这个致命“伙伴”。现在全世界有1/3的人被结核杆菌感染，其中受抗药菌株感染者可能达到5 000万。每年新增的结核病患者数量800万～1 000万，死亡人数200万～300万。艾滋病病毒感染者中有1/3同时感染结核杆菌；结核病是艾滋病患者死亡的最大原因。结核患者有80%是青壮年，疾病不仅损耗人的健康和财产，也损耗社会生产力。贫穷导致疾病，疾病带来贫穷，死于结核病的人，90%以上在中低收入国家。

5.6.7 永无休止的斗争

抗结核药物研究40年的沉寂，于2004年底有裂冰的迹象。美国强生公司的研究人员在《科学》杂志网络版报道说，他们筛选出一种新型强力抗生素，有潜力成为新型抗结核药物。动物实验表明，它甚至比异烟肼和利福平更为有效，与现有药物结合使用时，可显著缩短治疗时间。此外，它还显示出抑制抗药菌株的潜力，并且在初步的安全性试验中表现良好。

这种新药名为 R207910，其抗结核作用是强生公司的科恩及其同事在寻找新的广谱抗生素时意外发现的。它属于一类称为二芳基喹啉（diarylquinolines，DARQs）的化合物。研究人员筛查了几千种属于这一类化合物的物质，观察它们对耻垢分枝杆菌（mycobacteria smegmatis）的作用。耻垢分枝杆菌与结核分枝杆菌很相近，有一些相同的性质，但不致病，在一些研究中被用作结核杆菌的替身。结果发现，R207910 最有潜力。这一物质在 20 世纪 90 年代末就被找到，人们曾希望用它治疗尿路感染和免疫系统紊乱，发现无用后束之高阁。

组织培养结果显示，R207910 可抑制多种分枝杆菌，包括结核分枝杆菌的抗药菌株。在患有肺结核的实验鼠身上，单独使用 R207910 时，疗效与标准的混合药物疗法相当。而如果与异烟肼和吡嗪酰胺结合使用，只需一个月就能达到标准疗法两个月才能达到的效果，两个月就将实验鼠肺部的结核杆菌基本清除干净。此外，R207910 单独使用时，菌株也会产生抗药性；但与现有药物结合使用时，能显著推迟抗药菌株产生的时间。科恩等人认为，在混合药物疗法中使用这种新药，可将结核病治疗所需时间缩短一半。

目前的标准疗法需要 6 ~ 9 个月，将时间缩短一半决非小事。结核杆菌产生如此严重的抗药性，与治疗时间漫长有很大关系。我们并不像自己以为的那样认真对待健康，大半年的时间坚持每天吃药、一次不漏，此事看似极易，实行起来却极难。服药之后病情有所好转，便疏忽大意起来，实在是人之常情。何况，抗结核药往往有令人讨厌的副作用，如恶心、呕吐、长疹子、情绪异常等。在这种情况下，难得有人在症状全消失之后能继续坚持吃几个月的药。

然而，此时不赶尽杀绝，日后将后悔莫及。据估计，结核杆菌每 10 万次分裂就会发生一次具有抗药性的自发基因变异，而一个免疫细胞里的结核杆菌就可能多达百万个，抗药性实在是太容易出现了。这也是必须使用混合药物治疗的缘故——抗一种药不等于能抗另一种，未接触过抗生素的病菌通过自发变异同时获得抗多种药的功能，这种可能性很低。例如，病菌在某位患者体内变异出了抗异烟肼的能力，但利福平仍然能杀死它，坚持吃药就能解决问题。然而如果中途停止吃药，这种新的抗药菌株就会存留并传播开去，于人于己都有害。从公共卫生的角度看，不彻底的治疗比根本不治疗还要糟糕，它只是暂时缓解症状，却“锻炼”了病菌，使之更加强大。对普通菌株，6个月的标准疗程可能只需要10美元的药物，而感染抗药菌株后，治疗成本会上百倍地增加。

结核病的抗药性，很大程度上是这个吃药问题所致（当然，在一些不发达地区，卫生系统不能提供稳定的药物供应，也有责任）。世界卫生组织竭力推行的直接督导短程化疗（DOTS）战略，核心即是请受过专业训练的医护人员监督患者服药。R207910能缩短治疗时间，本身又有抑制抗药菌株产生和繁殖的作用，可能给结核病治疗带来很大改观。一些科学家乐观地认为，它与其他药物混合使用，可望在一周之内完成治疗，这对发展中国家的患者尤其有利。

有趣的是，R207910的作用机制似乎与以往所有抗生素都不同。现有抗生素的原理分为四大类：抑制细菌细胞壁合成、蛋白质合成、叶酸合成或核酸复制。科学家比较了4种结核杆菌的基因组之后，发现R207910清除病菌的策略是“断其粮草”：它能够中和一种酶，阻止病菌用这种酶来合成能量分子——腺嘌呤核苷三磷酸，从而切断病菌的能量供应。使用这种机制的抗生素，还是头一次发现。

结核病也许不能像天花那样被彻底消灭。不过，某种动物的数量减少到一定程度之后，这个物种已经不能保证稳定的繁殖，可以说实质上已经灭亡了。传染病也是这样，只要能使发病率保持下降的趋势，不管下降程度有多微弱，指数的威力终将使它到达一个转折点。在那以后，由于病例数量太少，病菌无法有效传播，这种传染病实质上也已经灭亡。

只是，现在人类所处的，并不是一个很有优势的起点。我们还要继续推行直接督导短程化疗战略，推进贫困地区的医疗事业，开发新的疫苗和药物，保证指数增长的力量，是抑制而不是扩散伴随人类几千年的“白色瘟疫”。

5.7 梅毒

梅毒属于性病的范畴，通过性接触传播。但第一例梅毒是谁传染的，没有人说得清楚。

5.7.1 梅毒的起源与传播

有关梅毒的起源说法很多，较公认的意见是：在15世纪以前欧洲没有梅毒。梅毒的来源与哥伦布航海发现新大陆有密切关系。1493年，哥伦布征得西班牙国王的同意，率领着80余名水手漂洋过海，去寻找东方的印度古国，因为传说中东方遍地都是黄金，后来他们发现了美洲大陆，可是当时他们误以为到达了印度，就称当地古老的土著居民为印第安人。当时梅毒正在美洲大陆广泛流行，而哥伦布的水手以及后来大批移民与土著居民长期生活在一起，使不少移民染上了这种疾病。1495年哥伦布又率领水手从美洲返回西班牙时，梅毒便横渡大西洋传入西班牙、意大利、法国，进而迅速传遍了整个欧洲。

16世纪初，欧洲殖民主义者到美洲去以后，发现这个大陆的土地是如此肥沃，当地土著人口又是丰沛的劳动力，他们几乎可以坐享其成了，然而他们自己带去的那些病毒、传染病把当地的经济生力军给毁掉了。欧洲殖民主义者就不得不想另外的办法寻找劳动力，这就引发了大规模非洲黑人奴隶的贩卖，这也是人类历史上一个巨大的制度性的改变。

如果说美洲对于欧洲或世界其他地方有什么“疾病报复”的话，那就是梅毒。梅毒从美洲传到欧洲之后，欧洲的商人又把梅毒从海路传入中国的广州，而后由南向北，由沿海到内地，在中华大地传播开来，所以到了明清以后的医学著作才开始有梅毒的记载。如李时珍在《本草纲目》中写道“杨梅疮古方不载，亦无病者，近时起于岭南传及四方”。因二期梅毒的皮损鲜艳且多呈铜红色，很像杨梅，所以旧时又称“杨梅疮”。明代学者陈司成的《霉疮秘录》中详细记载了梅毒的发病情况。

梅毒进入我国几百年间，发病率居高不下，居性病之首。新中国成立后，由于党和政府有效地取缔了妓院，禁止卖淫活动，对性病进行广泛的普查普治，经过10年的努力，已于1959年基本上消灭了梅毒，1964年我国向全世界宣布基本消灭了性病，这一举动震惊了世界。但20世纪70年代以来，随着改革开放及社会的发展，性病又在我国死灰复燃，特别是梅毒，发病人数急剧攀升。

5.7.2 梅毒的诊断

在19世纪，梅毒的诊断是较为困难的。“梅毒”这个词在19世纪也是忌讳的。很少人会写出来，无论是在信函或是印刷品中，甚至很少说起，只有可怜的患者才会向最亲密的朋友提起，而且都有一种默契，绝对不会再提起。要找可以信赖的医生，才能保守秘密。医生如果知道有传播疾病的风险，经常要面对道德的心理冲突。厄普顿 · 辛克莱的小说《损害》中的小镇医生，就面临这样的困境。一位感染初期梅毒的年轻人找这位医生诊治，还打算结婚。医生应该警告未来的新娘吗？他没有，结果新娘生下一位受感染的婴儿。医生再次面对严重冲突，因为这男人打算为这危险的婴儿雇用奶妈。

很少有人在传记中承认梅毒，而往往采取各种婉转的说法，以其他症状来代替，如麻痹性痴呆，有时候就以“瘫痪”取代末期梅毒。传记作家忽视梅毒对人的影响，通常是因为没有理由怀疑写作对象得过梅毒，或是文献档案无蛛丝马迹。有时顾及还活着的家属，因此故意隐瞒或是略而不提。有些人以引用文章方式附带说明，或是在脚注中提到，最多另辟短文，好像梅毒不过是感冒一样，而非影响终生的重大事件。许多人认为，提到梅毒似乎太粗鲁无礼，作者不愿意指称一位伟大人物感染梅毒这种可耻的疾病，以免作品和梅毒连上关系，甚至只因为稍微提及梅毒，全部作品就要遭到诋毁玷污。

哈钦森于1887年出版的《梅毒》一书（在绍丁以显微镜发现螺旋体之后，到1909年已修订改版数次），成为医界确认和治疗这种隐藏疾病的指导手册。哈钦森说明各种痛苦又难以理解的状况，其实与梅毒有关。他一生观察数千名患者，利用所收集的案例做研究。他觉得很幸运，能看到自己以“蓝色水银小药丸”治疗的年轻人也已为人祖父。

对哈钦森而言，梅毒在诊断上相当困难：看起来像是其他疾病，发作时也与其他疾病相符合。“只要是叫得出名字的疾病，几乎没有不被梅毒模仿的，梅毒无法窜改的疾病少之又少。”更令人困惑的是，无法以特殊的症状来证实梅毒：“梅毒没有独属的创伤或形式。”他审视患者的病历，并且仔细观察临床症状，以确定诊断结果。

斯托克斯同意哈钦森的两个诊断挑战：梅毒有特殊的技能“可以模仿任何医学领域的每种疾病”，梅毒从来不会只有一个诊断线索。他呼吁梅毒侦探发挥福尔摩斯探案的精神，随时“注意身边的线索，就像猎人悄悄追踪危险的大型猎物”。他认为要确认梅毒，主要的障碍在于医学专业人员对于这疾病的怀疑度太低，“因为梅毒诡计多端，善于伪装、欺骗、狠毒”。这种疾病隐而不现，症状又很分散，医学侦探必须高度怀疑，像“雪貂一样地追踪线索”，并且提高警觉，在看似毫无瑕疵的表面下搜索病理学的过程。

医生如果怀疑有梅毒，通常必须依靠临床观察所获得的资料做出诊断。如果初期的溃疡很小，而且发热轻微，患者可能没有注意，或者需要鼓励才想得起来。梅毒专家最好一再审阅患者的病历，要知道患者想保守秘密的话，多年来已经知道如何说谎隐瞒。询问患者的家属，看看有没有异常甚至犯罪的迹象，因为这是患者在第三期梅毒阶段可能出现的行为。以听诊器听大动脉清晰变化的音调，这是梅毒患者患心脏病的警讯。如果疑似感染梅毒，看看有没有关节痛、肌肉痛、头痛、胃痛等绕着全身移转，有没有兴奋和沮丧、紧张、神经失调、显著的虑病症，有没有出现病情危险、发作或是长期住院。不过最重要的是，累积各种记录患者疾病的症状、体征、检查情况及终生演变过程，认真细致地进行评估，这样才能确定是不是梅毒。

5.7.3 梅毒的危害

梅毒对人体的危害是极其严重的。但最初对人的侵犯是隐蔽的，甚至是温柔的。梅毒是由苍白螺旋体即梅毒螺旋体引起的，梅毒螺旋体是一种非常复杂的微生物，含有很多抗原物质。梅毒螺旋体从完整的黏膜和擦伤的皮肤进入人体后，经数小时侵入四周淋巴结，2～3 日经血液循环播散全身。电子显微镜下梅毒螺旋体的最外层为外膜，外膜内是胞浆膜，两者之间是鞭毛。

梅毒侵入人体后，经过 2～3 周潜伏期（称第一潜伏期），即发生皮肤损害（典型损害为硬下疳），这是一期梅毒。发生皮肤损害后，机体产生抗体，研究证实，梅毒初期的组织学特征是单核细胞浸润，在感染的第 6 天即有淋巴细胞浸润，第 13 天达高峰，随之巨噬细胞出现，病灶中浸润的淋巴细胞以 T 细胞为主。

此时，梅毒螺旋体见于硬下疳中的上皮细胞间隙中，以及位于上皮细胞的内陷或吞噬体内，或成纤维细胞、浆细胞、小的毛细血管内皮细胞之间及淋巴管和局部淋巴结中。

由于免疫的作用，使梅毒螺旋体迅速地从病灶中消除，在感染的第 24 天后，免疫荧光检测未发现梅毒螺旋体的存在。螺旋体大部分被杀死，硬下疳自然消失，进入无症状的潜伏期，此即一期潜伏梅毒。

未被杀灭的螺旋体仍在机体内繁殖，经 6 ~ 8 周，大量螺旋体进入血液循环，向全身播散。引起二期早发梅毒，皮肤黏膜、骨骼、眼等器官及神经系统受损。二期梅毒的螺旋体在很多组织中可以见到，如皮疹内、淋巴结、眼球的房水和脑脊液中，随着机体免疫应答反应的建立，产生大量的抗体，螺旋体又绝大部分被杀死，二期早发梅毒症状也自然消失，再进入潜伏状态，此时称为二期潜伏梅毒。这时临床虽无症状，但残存的螺旋体可有机会再繁殖，当机体抵抗力下降时，螺旋体再次进入血液循环，发生二期复发梅毒。在抗生素问世之前，可以经历一次或多次全身或局部的皮肤黏膜复发，且 90% 的复发是在发病后第一年中。以后随着机体免疫的消长，病情活动与潜伏交替。当机体免疫力增强时，则使螺旋体变为颗粒形或球形。当免疫力下降时，螺旋体又侵犯体内一些部位而复发，如此不断反复，2 年后有 30% ~40% 患者进入晚期梅毒。

在晚期梅毒中，出现典型的树胶样肿，如无任何症状，胸部、心血管透视检查和脑脊液检查阴性，而仅有梅毒血清试验阳性，此时聚合酶链式反应（PCR 检测）也呈阳性，则称为晚期潜伏梅毒。晚期梅毒经常侵犯皮肤黏膜、骨骼、心血管、神经系统。一旦梅毒螺旋体入侵中枢神经系统或心血管系统，即可导致视神经萎缩、主动脉瓣闭锁不全、主动脉炎、麻痹性痴呆等，对身体器官的损伤程度加重，致残致死率上升。也有部分梅毒患者长期潜伏或自然痊愈。以上所述是未经过任何治疗的典型变化，但是由于免疫差异与治疗的影响，临床表现差异较大，有的患者甚至终身潜伏，有的仅有一期表现而无二期症状，或仅有三期梅毒症状。

5.7.4 现在检测梅毒的技术

目前有了检测梅毒的许多技术手段，斯托克斯和哈钦森时代诊断梅毒的困难已较少存在了。现在早期梅毒可做梅毒螺旋体暗视野显微镜检查、梅毒血清反应素试验（如 VDRL、USR 或 RPR 试验），有必要时再做螺旋体抗原试验（如 FTA－ABS 或 TPHA 试验）。怀疑神经梅毒要检查脑脊液。应用基因诊断能快速、正确地检测出来。但是梅毒发病的特点是以隐性梅毒为主，隐性梅毒大多是在体检、婚检、献血前检查、手术前检查发现的。隐性梅毒的可恶之处就是没有症状，患者并不知道自身患病，但是有传染性，越是早期传染性越强，几年后会发展为晚期的三期梅毒。

5.7.5 早期发现治疗

任何疾病都需要早发现、早治疗，梅毒疾病更是如此。并且选择正规的医院进行规范治疗，坚持完成整个疗程，是保证治疗成功的必要条件。对早期梅毒要彻底治愈以消灭传染源，对晚期梅毒则要求控制症状，保护器官功能，延长生命，提高工作能力。

治疗必须早期足量、正规、按计划完成疗程，并进行治疗后追踪，以发现复发。治疗前必须进行系统检查。

人类在同梅毒做斗争的过程中积累了许多经验，尝试过许多治疗方法，在我国古代早有用汞剂治疗梅毒的记载。把治疗梅毒从汞剂、砷剂到青霉素使用，分成三个发展时期。青霉素治疗梅毒，有强烈的抑制梅毒螺旋体的作用，治疗早期梅毒可于 16 小时后即杀死梅毒螺旋体的绝大多数，皮肤损害迅速消退，相继血清反应转阴。在长期应用中发现青霉素治疗梅毒疗效快，副作用小，杀灭螺旋体彻底，是理想的治疗梅毒药物。而且至今未发现梅毒螺旋体对青霉素有抗药性。20 世纪 50 年代开始又引入其他抗生素治疗梅毒。早期梅毒包括一期、二期和病期不足两年的潜伏梅毒患者，可给予苄星青霉素肌内注射，每侧臀部 120 万单位，共 240 万单位，只注射一次。亦可肌内注射普鲁卡因青霉素 G 混悬液，每日 1 次，共 10 天，总量 600 万单位。治疗后一年内，应进行两次临床及血清学检查。为了消灭传染源不仅对早期梅毒患者应予以充足的治疗，对于其性接触者，也应全部予以检查及治疗。晚期梅毒包括有三期皮肤、黏膜、骨损害等患者，病期在两年以上的潜伏梅毒、心血管梅毒和神经梅毒等。对于良性晚期梅毒（血管、黏膜及骨等）可予以普鲁卡因青霉素G肌内注射，每日1次，每次60万单位，共15次，总剂量900万单位。或用苄星青霉素每周肌内注射1次，每次240万单位，共3次，总量720万单位。对于心血管和中枢神经系统梅毒不用苄星青霉素而用普鲁卡因青霉素，每日肌内注射1次，每次60万单位，至少20次，总剂量1 200万单位以上。晚期及晚期潜伏梅毒经治疗后，有相当一部分患者血清学不发生明显改进。治疗后，应每年检查一次。神经梅毒患者应每年检查脊髓液，至取得较理想的改进；一般细胞及蛋白含量恢复较早而脊髓液的血清学反应恢复较迟。

对于晚期梅毒患者的配偶及治疗前所生的子女应进行检查。早期梅毒患者如能早期治疗可防止发生先天梅毒。在梅毒流行区，对可能患梅毒的孕妇，应在怀孕的前3个月及产前3个月，至少各进行一次血清学检查。如为阳性，病史及体检符合梅毒时，应按所患梅毒的分期予以青霉素治疗。两岁以上的先天梅毒治疗方法可按成人的相应病期进行，其用量不超过成人的剂量。

目前有许多青霉素以外的抗生素用于治疗梅毒螺旋体。这些抗生素有红霉素类如阿奇霉素、罗红霉素、利君沙；四环素类如多西环素、土霉素、链霉素。近几年又试用头孢曲松钠、头孢噻肟钠，临床上都收到了较好的效果。

梅毒患者治疗后的随访观察一般为两年的时间。如果每次检测的RPR的滴度呈现不断下降的趋势，说明抗梅治疗是有效的。如果连续三次到四次检测的结果都是阴性，则可以认为该患者的梅毒已经治愈。

梅毒患者在抗梅治疗后，其血清反应一般有3种变化的可能：

1）血清阴转。

2）血清滴度降低不阴转，或血清抵抗。

3）血清反应表明复发。

各期梅毒接受不同药物的治疗，血清反应阴转率可有差别。早期梅毒接受任何抗梅药物治疗，血清阴转率皆高，通常在1年内可达70%～95%，个别报告可达100%。当早期梅毒正规抗梅治疗后6个月，或晚期梅毒正规抗梅治疗后12个月，血清反应仍然维持阳性，在临床上称之为血清抵抗或血清固定，发生原因可能与体内仍有潜在的活动性变、患者免疫力持久、对抗梅治疗剂量不足或有耐药等因素有关。三期梅毒的实质性神经梅毒（如脊髓痨、麻痹性痴呆）即使经长期正规的抗梅治疗，仍然有50%～80%的患者会发生血清抵抗。早诊断、早治疗、足疗程是避免发生血清抵抗的最佳手段。

如果梅毒患者接受了不足量的抗梅治疗后，血清反应可以在暂时阴转后不久又转为阳性，或者滴度升高4倍（如由1∶2升至1∶8），此即谓“血清复发”，由此可见，抗梅治疗的正规足量与否与血清复发存在着密切关系。

综上所述，梅毒的治疗宜早期正规足量，检测梅毒类脂质抗体RPR滴度的前后比较可以观察到抗梅治疗的疗效。

5.8 艾滋病

艾滋病的传播途径有三个：血液传播、性传播、母婴传播。目前性接触传播艾滋病是主流。高危性行为是传播艾滋病的最主要途径。

性生活的混乱和静脉注毒会感染艾滋病这一事实，像一发炮弹在有着特殊隐私生活的人群中炸开。全球艾滋病特殊规划委员会的一位专家说：“减少你的性伙伴，警惕同性恋者，不要与有两种性恋行为的人发生性关系是防止感染艾滋病的一个有效措施。”这一忠告使人们清醒，以至于在西方一些国家也开始在性自由中有所收敛。美国一家报纸曾在宣传预防艾滋病的文章后刊出一幅漫画，内容是一位姑娘在向对她表示好感的小伙子说：“请你不要只带来香花和巧克力，你应该出示你的性历史和健康证明书。”

在中国，艾滋病的传播正在逐渐从有高危行为的人群向一般人群扩散。由于艾滋病的传染途径之一是通过血液传染，所以，在日常生活中许多导致出血的事情都有可能会被传染上艾滋病。

因为我们不知道周围有哪些人是艾滋病病毒的感染者，所以，在生活中还应注意细节。其实，艾滋病病毒并不可怕，只要我们加强日常生活中的消毒就可以了。一般的生活接触如握手、拥抱、同桌进餐等都不会传染艾滋病。正视它、警惕它、避免任何高危行为都是必要的，但谈“艾”变色、“恐艾症”是大可不必的。

现在人们的生活水平已经提高，没有必要两个人共用一个牙刷、刮胡刀。生活中的细节还是要注意的。

当下社会对艾滋病患者也存在极度不宽容的态度。从谈“艾”色变，面对患者唯恐避之不及到“他活该，谁让他不自重”等类似的话语，无不折射出当下社会许多人对此的态度。几乎每一个艾滋病患者的心理都很脆弱、敏感，对生活悲观失望，心理接近崩溃的边缘。

“艾滋病并非像有些人想象的那么可怕，只要血液、性接触和母婴三种传播途径被截断，是不会感染艾滋病病毒的。”这样的宣传和说法稍留心已经是随处可见，但真正深入人心的却仍然是面对“艾滋病”这个字的恐惧与逃避。

事实上，在国外艾滋病患者保护方面好的经验非常多，我们完全可以借鉴。例如，南非等国家直接把艾滋病患者的人权列入宪法中；在英国，法律里面写进了对艾滋病患者的利益保护。在治疗方面，像北欧一些国家，不像我们把艾滋病患者单独隔离出来，而是把他们和如肝炎患者放在一起进行治疗。事实证明，这种做法的效果非常好，艾滋病得到了控制。这都值得我们学习。

5.9 青霉素的故事

很多人对青霉素并不陌生。在现代医院里，青霉素是一种非常普通而常用的药物。然而，有谁知道，就在四五十年前青霉素还是价值千金的名贵药品。那时流行着许多传染病，如猩红热、白喉、脑膜炎、淋病、梅毒等，这些疾病严重地威胁着人们的生命。由于没有有效的治疗方法，人们只能眼睁睁地看着一个个患者悲惨地死去。青霉素的发现，给那些在种种传染病折磨下的人们带来了生机，也带来了希望。可以毫不夸张地说，青霉素的发现开辟了全世界现代医疗革命的新阶段。

5.9.1 青霉素的发现

青霉素——这一医药学上的重大发现完全是一个偶然的机遇促成的。第一次世界大战结束后不久，在英国伦敦圣玛丽医院的一间小小的实验室里，一个叫亚历山大·弗莱明的苏格兰人正在忙碌。他是一位细菌学家，很长一段时间以来，他一直致力于抗菌物质的研究，试图发现白细胞是怎样抗击入侵的病菌的，以及白细胞是怎样在伤口愈合时帮助新的组织生长的。为此，他在实验室中放置了许多玻璃器皿，里面培养着各种菌种。这位苏格兰细菌学家有个奇怪的习惯，他在初步研究过自己培养的细菌后，往往顺手把那些玻璃器皿随便放在一边，过一周以后再打开来看看发生了变化没有。可是就在这间充满灰尘的房子里，甚至就在有意无意之间，苏格兰人弗莱明做出了医学史上的一个伟大的发明。

1928 年 9 月的下午，弗莱明和往常一样来到了实验室。他培养了一些葡萄球菌，这是一种引起传染性皮肤病和脓肿的常见细菌。弗莱明一边察看菌种的生长情况，一边和一位同事闲谈。忽然，他的视线被什么东西吸引了，感觉情况有点不对头。话没说完，他就凑上前去观察其中的一个培养皿。这个培养皿中原本生长着金黄色的葡萄球菌，现在却变成了青色的霉菌。由于实验过程中需要多次开启培养皿，因此，弗莱明心中暗想，一定是葡萄球菌受到了污染。但是令人奇怪的是，凡是培养物与青色霉菌接触的地方，黄色的葡萄球菌正在变得半透明，最后完全裂解了，培养皿中显现出干干净净的一圈。毫无疑问，青色霉菌消灭了它接触到的葡萄球菌。

对于这一现象，一般的细菌学家可能不会觉得有什么了不起，因为当时已经知道有些细菌会阻碍其他细菌的生长。可是这种不知名的青色霉菌居然对葡萄球菌有如此强烈的抑制和裂解作用，要知道葡萄球菌是极其重要的人类致病细菌，因此，这一发现就非同寻常了。良好的科学研究素质促使弗莱明立刻意识到可能出现了某种了不起的东西。他要知道这种神秘的具有如此效力的霉菌究竟是什么。他迅速地从培养皿中刮出一点霉菌，小心地放在显微镜下。透过厚厚的镜片，他终于发现那种能使葡萄球菌逐渐溶解死亡的菌种是青霉菌。随后，他把剩下的霉菌放在一个装满培养基的罐子里继续观察。几天后，这种特异青霉菌长成了菌落，培养汤呈淡黄色。他又惊讶地发现，不仅这种青霉菌具有强烈的杀菌作用，而且就连黄色的培养汤也有较好的杀菌能力。于是他推论，真正的杀菌物质一定是青霉菌生长过程中的代谢物，他称之为青霉素。此后，在长达四年的时间里，弗莱明对这种特异青霉菌进行了全面的专门研究。结果表明：青霉菌是单株真菌，与面包或奶酪里的霉菌没有什么不同。但是青霉素却对许多能引起严重疾病的传染病菌有显著的抑制和破坏作用，而且杀菌作用极强，即使稀释 1 000 倍，也能保持原来的杀菌力。它的另一个优点就是对人和动物的毒害极小。青霉素是第一种有效、实用的抗生素，它在治疗传染病方面的神奇效力，给那些正与各种传染病进行殊死搏斗的人们带去了福音。表面看来，这一重大的医学成就的取得是多么偶然，甚至在弗莱明自己的报告中也称之为一个偶然的机遇。

5.9.2 无害的杀菌剂

为什么弗莱明以抗菌物质研究为己任？为什么在他之前和之后的许多医学界的先驱和后继者都致力于抗菌物质的研究呢？原来，在 19 世纪下半叶，鼠疫、霍乱、肺结核等传染病十分猖獗，大批大批的人们死于各种传染病，人们生活在极度的恐惧和绝望之中。广大医学工作者全力以赴进行传染病研究，终于发现有些传染病是由微生物引起的，诸如肺炎球菌、霍乱弧菌和结核杆菌等，它们侵入人体，吞噬人体细胞。才华横溢的法国人巴斯得还发现了一个有趣的现象：有些细菌虽然能置人或动物于死地，却很容易被别的细菌所抑制或消灭。这种现象就是生物学和医学上通常说的“拮抗作用”。于是人们自然地想到，如果能将对人体无害而对病原菌有拮抗作用的细菌引入体内，不就可以防治病菌感染了吗？巴斯得等人对细菌、霉菌和其他小的有机体的研究已经为免疫学和细菌学这两门相关的科学奠定了基础。还在弗莱明的学生时代，科学家们在这两个领域的研究已经取得了重大进展。人们已经知道了大多数的疾病是由哪些细菌引起的，也研制出了预防天花、霍乱、白喉以及其他一些疾病的病菌。但是，在医学上还没有找到有效的治疗办法。

1909 年，法国的保罗·埃利希发现某些化学物质在抵抗引起梅毒的病菌方面有特殊的疗效，他首创化学疗法，即研制一些化学物质，使其能攻击并消灭病菌却不伤害人体其他细胞，从而使患者恢复健康。他明确指出：抗毒素和抗菌剂是一些魔弹，它们专打那些需要它们去消灭的细菌。埃利希的结论给人们以极大的启发，人们继续寻找新的抗菌物质。20 世纪 20 年代，德国研究人员发现了一种重要的杀菌药物——磺胺类药物。这种药物对于化脓性咽喉炎、脊膜炎、淋病等都很有效，甚至用于某些由病毒引起的疾病也有许多治愈的例子。磺胺药的巨大成功，使人们更有信心解决传染病的治疗问题了。然而，随着时间的推移，人们逐渐发现，磺胺类药物只对少数几种疾病有较好的效果，对其他的疾病和传染病效果并不明显，而且，对于许多患者还会产生严重的不良反应，甚至发生过因服用磺胺类药物而死亡的例子。直到弗莱明发现了青霉素之后很长一段时间，各种传染病照样肆意地威胁着人们的生命，人类的悲惨境遇呼唤着科学家的良知和责任。人类在期待着有效而无害的杀菌剂的问世。

5.9.3 历史性的会见

20 世纪 30 年代，澳大利亚病理学教授霍华德·弗洛里博士组织了一大批人专门研究了溶菌酶的效能。在这些人中，有著名的有机化学家、生物化学家、药理学家，也有细菌学家和临床工作者。1935 年，29 岁的生物化学家厄恩斯特·钱恩博士的加盟使这个研究小组的科研力量立刻强大了起来。对溶菌酶的专门研究，使他们再次发现了细菌的抗菌作用。这个问题引起了他们的强烈兴趣，从而决定重点研究抗菌物质。为了迅速了解抗菌物质研究的全部情况，1939 年钱恩等人专程去各大图书馆查找以往的文献，在一本积满灰尘的医学杂志上，他们意外地发现了弗莱明 10 年前发表的关于青霉素的文章。弗莱明关于青霉素具有良好的抗菌作用的阐述极大地鼓舞了弗洛里和钱恩，他们当机立断，立刻把全部工作转到对青霉素的专门研究上来。同年，钱恩和弗洛里在牛津发现了一株青霉葡萄球菌氧化酶培养物，这一菌种同弗莱明首次发现的特异青霉一模一样。然后他们一鼓作气，开始了试验和分离青霉素的工作。不知经过多少个不眠之夜，到了年底，钱恩终于成功地分离出像玉米淀粉似的黄色青霉素粉末，并把它提纯为药剂。各种各样的实验结果证明，这些黄色粉剂稀释 3 000 万倍仍然有效。它的抗菌作用比最厉害的磺胺类药物还大 9 倍，比弗莱明当初提纯的青霉素粉末的有效率还高1 000倍，而且没有明显的毒性。1940年春天，他们又进行多次动物感染实验，结果都非常令人满意。于是同年8月，钱恩和弗洛里等人把对青霉素的重新研究的全部成果都刊登在著名的《柳叶刀》杂志上。这篇文章极大地震动了一个人，那就是青霉素的发现者弗莱明。他这10年来始终密切注视着抗菌物质的研究动态。他看到了钱恩和弗洛里的报道，心中十分欣慰，因为他们最终证实了他心中长期存在的疑虑。他立刻动身赶到牛津会见这两个人。这次会见是历史性的。当钱恩等人得知弗莱明还活着时，惊喜之情溢于言表。后来，弗莱明毫不犹豫地把自己培养了多年的青霉素产生菌送给了弗洛里。利用这些产生菌，钱恩等人培养出效力更大的青霉素菌株。经过一年多的辛勤努力，七八十种病菌的试管实验和动物实验，都证明青霉素对引起多种疾病的病菌都有较大的杀伤作用。他们还提纯出一点结晶状态下的青霉素。

1941年2月，一位警察刮脸时划破了脸，因伤口感染而患了败血症。他很快被送进了牛津的一家医院。当时患者全身脓肿，体温高达40.5℃，十分虚弱。医生想尽各种办法，使用了当时最好的磺胺类药物，也无法阻止感染的进一步发展。面对垂危的患者，医生都认为他活不了几天了。在这种情况下，一直在寻找机会用他们的新药——青霉素的弗洛里和钱恩向院方要求试一试。反正医生已经放弃了希望，就同意了他们的请求。于是弗洛里和钱恩带着他们所有的青霉素来到了这个警察的病床前。他们每隔3小时为患者注射一次青霉素。结果24小时后，不可思议的事情发生了。患者的情况稳定了。两天后，患者的体温下降，脓肿开始消退，患者也感觉好多了，并开始吃东西。然而，钱恩等人总共只有一茶匙青霉素。开始，医生还能够从患者的小便中回收一点，但是最后连这一点都用完了。5天后，眼看患者就要复原了，可是药没有了，病情也随之恶化，结果这位警察还是死了。他们为没能挽救那位警察的生命而感到不安。但是这毕竟是一个激动人心的开端。它表明，只要有青霉素，就能有效地制止感染，而且也不会对患者产生有害的副作用。患脓毒血症的患者，在其他药物治疗无效的情况下，注射青霉素后竟化险为夷。后来，他们又在非洲战场上小规模地试用了青霉素。结果再次表明，青霉素能防治多种严重感染性疾病，控制伤口的继发性细菌感染，局部应用还可使伤口加快愈合。经过多次实验，钱恩等人对青霉素的特性、用法和提取都积累了宝贵的经验。问题是青霉素的供应量太少了，单靠实验室提取，只能满足少数患者的需要，还常常要从患者的尿液中回收再用。这种情况怎能满足所有患者的需要呢？为了把人类从各种疾病的威胁中解救出来，必须在工业上大规模生产青霉素。弗洛里等人很快认识到了这一点，开始为青霉素的工业化生产而奔忙。

5.9.4 青霉素的效果

青霉素大量应用以后，许多曾经严重危害人类的疾病，诸如曾是不治之症的猩红热、化脓性咽喉炎、白喉、梅毒、淋病以及各种结核病、败血症、肺炎、伤寒等，都受到了有效的抑制。那些染上严重疾病的人们心中又有了希望，眉间又有了笑意，生命又有了依托。青霉素奇迹般的疗效，迷住了几乎所有的人，促使人们在世界各地到处寻找新的抗菌物质。一时间，许许多多医药工作者纷纷来到污水沟旁、垃圾堆上、田野之中，采集样本，筛选菌种。终于在 1943 年，另一种有效的抗生素——链霉素被发现。这是一种生长在土壤之中的微生物所产生的物质。这种新药可以有效地治疗包括肺结核在内的一些疾病。不过它的毒性却大于青霉素。此后，在短短二十余年内，人们又陆续地发现了氯霉素、金霉素等数十种各有功效的抗生素。

抗生素的广泛应用，不仅充分地展示了它的神奇的功效，同时，也尖锐地暴露出它的问题。在全世界服用青霉素总数超过亿剂后，青霉素引起了第一例死亡。后来，人们发现，多达 10% 的人对青霉素有过敏反应，而且某些细菌逐渐对青霉素产生了耐药性。尽管如此，青霉素的偶然发现仍然是人类取得的一个了不起的成就。为表彰弗莱明等人对人类做出的杰出贡献，1945 年的诺贝尔医学奖授予了弗莱明、弗洛里和钱恩三人。从印度到南、北美洲的各国政府和学术机构纷纷公开授予弗莱明各种荣誉称号。然而，弗莱明始终是个谦虚的人。1955 年 3 月他死于心脏病前不久曾说过："我所到过的每一个地方，人们都热切地对我表示感谢，说我挽救了他们的生命。我实在不懂得为什么他们要这样做。大自然创造了青霉素，我只不过是发觉了它的存在。"

近两个世纪以来，人类战胜疾病的速度越来越快，能力也越来越强。法国著名科学家巴斯德在1885年发明了狂犬病疫苗，征服了狂犬病，震惊了整个欧洲。1890年白喉抗毒素的问世，为人类迎来了20世纪大规模战胜疾病的曙光。结核病是一个古老的疾病，我国古代称其为“痨病”。欧洲医学家称结核病为“消耗病”，这种病能够“传之旁人，乃至灭门”，传染性和危害性极大。1882年，德国医生科赫运用先进的细菌学技术分离出了结核杆菌，1884年又分离出了霍乱弧菌，并因此获得了1905年的诺贝尔医学奖。1945年5月12日，在人体首次试用链霉素获得成功，此后科学家相继发明异烟肼、利福平、卡那霉素等药物，使治疗结核病的疗效大为提高。

疟疾曾经让人束手无策，我国民间俗称之为打摆子、冷热病、疟子等，我国疟疾病例数曾经位居各种传染病的首位。在欧洲，疟疾也曾十分流行。1880年，法国科学家拉夫伦用显微镜找到了疟原虫。1898年英国科学家罗纳德·罗斯发现疟疾是由特定的蚊虫传染给人的，两人也因此分别于1902年和1907年获得诺贝尔医学奖。现在，治疗疟疾已有特效药。

多种疫苗的研制成功，是人类与传染病斗争的重大成果。1921年，预防结核病的卡介苗脱颖而出；1928年，世界第一种抗生素青霉素应用于治疗；同年，一种治疗百日咳的疫苗诞生。到了20世纪70年代以后，人类征服传染病的成就达到了一个前所未有的高峰，天花被消灭，乙肝疫苗培育成功，不少长期肆虐的传染病得到了有效的遏制。

1949年以前，我国人群的第一死因是传染病与寄生虫病。1951年，全国仅天花患者就有6万例，1952年，麻疹和疟疾的发病数分别为104万例和293万例，血吸虫患者估计有1 200万，麻风患者也有50多万。经过50多年的努力，我国传染病发病水平大大下降，传染病在人群死因中已经下降到第九位。尤其是我国的免疫预防工作成绩卓著。20世纪50年代初即在全国免费普种牛痘疫苗，同时开展了卡介苗的接种工作。我们应用本国生产的疫苗成功消灭了天花，比全球实现消灭天花早了16年。我国先后研制成功麻疹、脊髓灰质炎、白喉、百日咳、破伤风、乙型脑炎、脑膜炎双菌球、甲型肝炎、乙型肝炎等疫苗，基本满足了我国预防儿童主要传染病的需要，使我国的传染病得到有效控制。

5.10 手足口病

甜甜3岁了，已经上幼儿园，前几天，他有点咳嗽和流鼻涕，家人也没太在意，后来发现他的手心、脚心、臀部都出现了疱疹，口腔也出现疱疹，这才带来医院检查。结果是手足口病。随着春季的到来，气温不断升高，手足口病等传染病也开始逐渐“升温”，患手足口病儿童的数量也在增加。

5.10.1 全球性传染病

世界大部分地区均有手足口病流行的报道。1957年新西兰首次报道该病。1958年分离出柯萨奇病毒，1959年以手足口病命名。早期发现的手足口病的病原体主要为Cox A16型。

20世纪70年代中期，保加利亚、匈牙利相继暴发以中枢神经系统病变为主要临床特征的EV 71流行，1975年保加利亚报告病例750例，其中149人致瘫，44人死亡。1994年英国发生一起由Cox A16引起的手足口病，患者大多为1~4岁婴幼儿，大部分患者症状较轻。英国1963年以来的流行病学数据显示，手足口病流行的间隔期为2~3年。20世纪90年代后期，EV71开始在东亚地区流行。1997年马来西亚发生了主要由EV71引起的手足口病，4~8月共有2 628人发病，4~6月有29例患者死亡。日本是手足口病发病较多的国家，历史上有过多次大规模流行，1969~1970年的流行以CoxA16感染为主，1973年和1978年的2次流行则由EV71引起，1997~2000年手足口病在日本再度活跃，EV71、CoxA16病毒均有分离。1998年我国台湾省发生EV71引起的手足口病和疱疹性咽峡炎暴发，在6月和10月两拨流行中，共监测到129 106例，重症患者405例，死亡78例，死亡病例大多为5岁以下的儿童，并发症包括脑炎、无菌性脑膜炎、肺水肿或肺出血、急性软瘫和心肌炎等。

我国自1981年在上海发现本病，以后北京、河北、天津、福建、吉林、山东、湖北、广东等十几个省（市）均有报道。1983年天津发生CoxA16引起的手足口病，5~10月发生了7 000余病例；1986年又出现了以托儿所及幼儿园为主的暴发。1995年武汉病毒研究所从手足口患者中分离出EV71病毒，1998年深圳市卫生防疫站从患者分离出2株EV71病毒。2000年5~8月山东省招远市小儿手足口病暴发，市人民医院接诊患儿1 698例，其中男1 025例，女673例，年龄最小5个月，最大14岁；3例合并暴发心肌炎死亡。

2006年，全国共报告手足口病13 637例，死亡6例。除西藏自治区外，全国31个省、自治区、直辖市均有病例报告。

2007年5月21日全国共报告手足口病5 459例，死亡2例。与上年同期(2 488例)相比，报告病例数上升119.41%。

5.10.2 我国手足口病趋势

从近年报道的疫情资料来看，手足口病每年的发病时间高峰位于7月左右。由于2007年全国气温上升较早，专家曾经提前预测，可能导致手足口病发病高峰提前，2007年全国手足口病报告病例数将进一步增加。

进入2008年后，手足口病呈蔓延趋势，春季在安徽、广东、天津、宁夏等多地暴发，后得到有效控制。2008年5月全国共报告手足口病17.6万余例，死亡40例。2008年下半年山东菏泽出现部分疫情，但被瞒报，直到2009年3~4月迫于舆论当地政府公布疫情。

2009年后我国手足口病发病率保持在较高水平。全国各省市都有大量病例报告。疫情发病时间有所提前，一年四季都有散发病例，主要流行在城乡接合部和农村地区。

手足口病给我们怎样的启示呢?

对于手足口病来说，首先，绝大多数是普通病例，不必过度恐慌，只有极少数是重症患儿，可能会危及生命；其次，手足口病可由很多种肠道病毒引起，病毒在流行过程中，随时有可能发生变异。最后，对于传染性疾病，要有全局观念、政治观念、政策观念，要注重流行病学资料。不能仅凭一时一地的个人经验判断全局的情况。

手足口病对婴幼儿普遍易感。大多数病例症状轻微，主要表现为发热和手、足、口腔等部位的皮疹或疱疹等特征，多数患者可以自愈。疾控专家建议大家，养成良好卫生习惯，做到饭前便后洗手、不喝生水、不吃生冷食物，勤晒衣被，多通风。托幼机构和家长发现可疑患儿，要及时到医疗机构就诊，并及时向卫生和教育部门报告，及时采取控制措施。

5.11 新发与再发传染病

新发传染病是指近30年来由新发现的新种或新型病原微生物引起的传染病。新发传染病的种类之多，引起世人瞩目。20世纪70年代以来，除少数年份外，每年大都有一种或一种以上的新传染病被发现，新发传染病至今达40余种，而且其病原微生物种类复杂，有病毒、细菌、立克次体、衣原体、螺旋体及寄生虫等。由于人类对新发传染病缺乏认识，还没有掌握其防治方法，又无天然免疫力，对人身体健康造成严重危害，同时给社会经济带来极大损失。新发传染病的传播发展之快，令世人吃惊。其传播速度快，波及范围广，受染人数多，如自1981年以来发现的艾滋病，即以惊人的速度向全球传播，全球每天约有16 000人新感染艾滋病病毒（HIV），目前全球已有6 000多万人感染了HIV。1976年发现的肾综合征出血热至今已遍及4大洲40多个国家，累计发病患者数近150万例。1992年出现的O139霍乱来势凶猛，1993年1～4月，仅孟加拉国南部就发病107 297人。1982年首先在英国出现的疯牛病，目前已席卷欧洲，1996年，英国首次报道疯牛病可通过食物传染人。新发传染病已成为全球现今重要的公共卫生问题，对整个人类构成严重威胁，其不分年龄、性别、生活方式、伦理背景和社会经济状况，连世界最发达的美国也未能幸免。新发传染病的危害之重，令世人震惊。如艾滋病被列为“世纪瘟疫”；埃博拉出血热被称为“死亡天使”；莱姆病已遍及5大洲70多个国家，在美国其危害仅次于艾滋病；在英国出现的疯牛病已导致约20万头牛受到感染，特别是与疯牛病相关的高死亡率的人类新型克雅氏病的出现，触发了全球性危机，引起了国际社会的震撼；其他如军团菌病、禽流感等都曾在一些国家和地区发生较大规模的暴发或流行，造成了严重的危害。新发传染病不仅危害人体健康，并给发展中国家和地区的畜牧业和旅游业造成毁灭性打击，造成极大的经济损失，而且还导致人类的生存环境遭受新一轮严重污染，使地球生态环境进一步恶化。可以说，这将是新世纪人类所面临的最大的威胁与挑战之一。

一些新发传染病已在中国出现并造成流行，例如“非典”、艾滋病、禽流感、莱姆病、登革热、埃立克体病等。中国还存在其他新发传染病传入的可能，包括埃博拉、西尼罗、尼帕等，因此对于新发传染病的防控必须加强。所以，我们必须重视和加强对新发传染病的预防和控制，提高对新发传染病及其危害的认识。

科学家发现新发传染病与人群密度以及抗生素药物的使用例如耐药病原体的出现有关系，由野生动物病原体造成的疾病通常与高度密集的人口以及生物多样性密切相关。在全球化不断加强的时代，新发传染性疾病是全人类的问题。

再发传染病。再发传染病是指发病率显著减少后再增加的人类传染病，在人群中已出现或已经存在，曾被有效控制，最近发病率迅速增加或地域显著扩大，比如在我国性病就是一个典型。

性病是中国的一大公害。据统计，20 世纪 50 年代初全国的性病患者高达两三千万人之多。1949 年之前上海市的性病患病率竟占全市人口的 10% 左右，达 49 万人。而其中又以妓女的患病率为最高。娼妓中有梅毒的占 58. 7%，患淋病的占 28%，患性病性淋巴肉芽肿者占 0. 8%。北京市在 1949 年对 1 287 名妓女进行性病检查时，发现患有各种性病者 1 257 名，占 97. 7%。很明显，不合理的社会制度下发达的卖淫业是导致性病流传的主要原因。当然也有其他原因，比如在一些少数民族居住区，性关系比较混乱，加上经济、文化的落后，教育落后等原因。新中国成立后，在党和政府领导下，于 1964 年宣布中国大陆已基本消灭性病，取得了举世瞩目成绩。改革开放以后，性病死灰复燃，在中国正在迅速蔓延，目前已跃居为第二大常见传染病。1998 年报告病例达 63 万多，据估计实际病例数高达数百万之多。患者多为青壮年，病种以淋病、非淋菌性尿道炎、尖锐湿疣、梅毒为主，艾滋病病毒（HIV）感染者人数在不断增加。

5.12 “超级细菌”感染

5.12.1 超级细菌的诞生

之所以称为“超级细菌”，是因为对所有抗生素都有抵抗能力。过去，人类根据细菌的形态，把细菌分成球菌、杆菌和螺旋菌。如今人类又根据菌的耐药性，从细菌当中单列出了超级细菌。人类麻烦了，因为几乎每一种形态的细菌里面，都有了耐药的超级细菌：超广谱、多重耐药的大肠埃希菌、铜绿假单胞菌、结核杆菌、肺炎链球菌和肠球菌……耐药菌有一长串名单。

耐钾金葡菌，在超级细菌中虽然不是最强大的，但是在医院内的感染率名列前茅。所以，给人类造成的恐惧，并不亚于艾滋病病毒。耐药肠球菌，病死率最高上升到了73%，成为引起医院感染的主要致病菌之一。耐多药结核杆菌，让肺结核重新成为不治之症。

据说，美国每年因超级细菌而导致的死亡人数可达到18 000例，超过了2005年美国死于艾滋病的16 000人。同时，感染超级细菌的人数也在越来越多。20世纪70年代，感染葡萄球菌的人中只有2%是感染金黄葡萄球菌。而到了21世纪，这一数字达到了64%。在中国，2005年，因超级细菌感染导致数十万人死亡。目前住院的受细菌感染的患者中，超级细菌感染的病死率为11.7%，而普通感染的病死率只有5.4%。

5.12.2 葡萄球菌家族

在菌类中，金黄色葡萄球菌属于葡萄球菌一族。这个家族，是最普遍存在的细菌。约有1/3的人体内带有葡萄球菌。人在健康情况下并不会受到伤害。过去，经常在伤口处造成感染。明代开国元勋徐达，背上长了一个痈疽。都说是朱元璋恩赐蒸鹅害死了他，实际上是金黄色葡萄球菌要了他的命。第二次世界大战之前，一半以上的战场死亡来自葡萄球菌和其他细菌的感染。80年前，弗莱明偶然发现了青霉素，对葡萄球菌具有强大的杀灭作用。在相当长一个时期，伤口感染后，只要用上了青霉素，基本上就可以安然无恙。

只要遇到了超级细菌，人就有了生命危险。

有一则报道，说是英国医院中金黄色葡萄球菌造成的死亡人数在四年里翻了一番，每年达到了近 1 000 人。美国亚利桑那州立大学生物设计研究所主任乔治·鲍斯特教授忧心忡忡地说：超级细菌中最令人担心的是金黄色葡萄球菌。随着葡萄球菌对万古霉素抗药性不断增强，可供患者选择的治疗方式就变得有限了。在开发出新药之前，人类可能有至少 5 年的时间无药可用。

万古霉素是人类制造的最强大的对付葡萄球菌（包括耐青霉素和耐新青霉素菌株）的抗生素。万古霉素其实也不是什么新药。它诞生于 20 世纪 50 年代末，属于多肽类抗生素，以对耐青霉素葡萄球菌的奇效，成为当时的“王牌”抗生素。后来，毒性较小的半合成青霉素和头孢菌素相继上市，但因当时细菌的耐药问题还不十分尖锐，它受到了冷落。20 世纪 90 年代以后，由于耐药菌越来越多，耐药性越来越强，诸多的抗生素相继落败，人类也就顾不得它的毒性了，把它重新捡拾起来，国际抗生素专家称誉它为“人类对付顽固性耐药菌株的最后堡垒”。一般来说，因为万古霉素有强烈的肾、耳毒性，只有在其他抗生素都无效时，医生才会求助这座“最后堡垒”。

此前，人类医学界曾经对金黄色葡萄球菌（MRSA）耐药情况做过鉴定：112 株 MRSA 对阿莫西林/棒酸、氨苄西林/舒巴坦、头孢唑林、头孢曲松、环丙沙星、克林霉素、红霉素、庆大霉素、青霉素 G、利福平、复方新诺明、万古霉素的耐药率分别为 100%、100%、100%、100%、81.2%、83.6%、100%、71.4%、100%、19.2%、61.6%、0。结论：MRSA 的多重耐药性十分明显，但是对万古霉素的耐药率为零。

5.12.3 人类与传染病的斗争

耐药菌株的产生，使得原本得以控制的一些传染病又死灰复燃。肺结核就是最好的例子。目前，几乎没有一种抗菌药物能避免细菌耐药酶的产生。一系列研究结果表明，细菌通过产生破坏抗菌药物的灭活酶或钝化酶、改变抗菌药物的通透性、细菌外膜上的特殊的药物主动外排系统和改变药物作用靶点等途径来对抗药物。最近超级细菌的产生导致很多传统的抗菌药物已越来越接近无效。种种迹象表明，人类与传染性疾病的斗争还有很远的一段路程要走。

自然界不仅孕育了人类，而且创造了万物生灵。人类是自然之子，必须对自然界有所敬畏，必须讲究生态文明。人类在与传染病的斗争中，虽然已经取得了很大的胜利，同时我们也不断面临新的问题。我们与各种生物（包括微生物）打交道的理念需要调整和完善，我们与传染病斗争的方式和方法都需要不断改进和提高。传统中医对传染病防治的丰富经验值得进一步挖掘和借鉴。

传染病重在预防。除了采取积极的免疫接种措施外，应使社会公众的每一位成员逐步养成良好的生活和卫生习惯，确立积极、健康的生活态度。要很好地解决经济快速发展与公共卫生建设滞后的矛盾，加大公共卫生事业投入、加强传染病防治执法、健全公共卫生防御机制，做好传染病的监测，控制好传染源，阻断传播途径，保护好易感人群，提高全民素质。我们的最终目标应该是：与万物生灵一起健康快乐地和谐相处，共同享受生活的美好阳光！

6 过敏性疾病

提起过敏性疾病，相信每个人可能都或轻或重地碰到过，过敏简单地说就是对某种物质过敏。当你接触某种物质的时候，身体产生的过度反应，主要有皮肤过敏反应、呼吸道过敏反应、消化道过敏反应及过敏性休克等，在正常的情况下，身体会制造抗体用来保护身体不受疾病的侵害；但过敏者的身体却会将正常无害的物质误认为是有害的东西，产生抗体，这种物质就成为一种“过敏原”。很多过敏原就是我们日常生活中常用物品。

过敏性疾病无处不在，其最常见的表现为：接触过敏药物后引起药疹，皮肤接触某种物质后出现接触性皮炎、湿疹、风团、风疹块；食物过敏后出现恶心、腹泻、腹痛；过敏性鼻炎会有阵发性、连续性的喷嚏，大量清水样的鼻涕；过敏性哮喘发生喘憋症状，如不及时解除，可以致命；过敏性紫癜往往易误诊；过敏性休克通常都突然发生，若不及时处理，常可危及生命。因此，充分认识过敏的症状，了解过敏发生的原因及可预防的方法，对我们识别过敏原、减少过敏症状的发生、减轻其危害，非常具有帮助。

6.1 哮喘

哮喘又称支气管哮喘，是呼吸系统常见病和多发病，表现为反复发作的喘息、气急、胸闷或咳嗽等症状，常在夜间或清晨发作、加剧，多数患者可自行缓解或经治疗后缓解。在日常生活中，哮喘是一种易变化的疾病，其急性发作往往无法预料，临床表现时有时无，发作时轻重不一，起伏不定，在慢性气道炎症的基础上可以出现急性发作，甚至是致命性的发作。所以了解哮喘、正规治疗非常重要。

6.1.1　支气管哮喘的历史

无论是西医还是中医，对哮喘病的认识均有了两千余年历史。哮喘病英文名称——Asthma 一词希腊语的意思是呼吸困难，早在 17 世纪印度人就有使用吸入曼陀罗叶烟雾治疗哮喘病的记载；18 世纪曾一度流行用浸有硝石溶液的哮喘纸所燃烧产生的烟雾吸入治疗哮喘；19 世纪澳大利亚人曾用一种名为哮喘草的植物治哮喘；还曾有人利用曼陀罗叶制成哮喘粉直接吸入来治疗哮喘，这是粉雾剂制剂的雏形；其他方法包括喝咖啡和喝茶等，这些方法虽然有一定效果，但均没有取得理想临床疗效。19 世纪，大多数临床医生给予单纯支气管扩张治疗哮喘，随着 20 世纪初发现 β 受体激动剂和吸入阿托品可以缓解哮喘症状，哮喘病治疗才有了快速发展，随后在 30 年代又发现茶碱类药物可以治疗哮喘。在 20 世纪 50 年代末期随着糖皮质激素广泛应用，曾使得哮喘病发病率一度明显下降，但糖皮质激素的滥用引起了许多毒副作用甚至终生损害而使人们产生了对激素的恐惧心理。在 20 世纪 60 年代中期，由于发现异丙基肾上腺素可以迅速而有效地缓解哮喘症状而广泛应用来治疗哮喘病，后因增加哮喘病死亡率而逐渐弃用。同期，色甘酸钠的发现和临床应用，为哮喘病预防和治疗提供了一种重要抗炎药物。后又相继开发了选择性更高的第一代（短效类，现称速效类）、第二代（中效）和第三代（长效）β_2 受体激动剂，直到 20 世纪 70 年代末期，随着对哮喘病气道炎症理论的重新肯定，以辅舒酮、必可酮为代表的高脂溶性、局部抗炎活性强的吸入糖皮质激素等抗炎药物的广泛应用，开创了哮喘病抗感染治疗的新时代，使哮喘病防治进入了一个崭新阶段。

1994 年，在世界卫生组织指导下，美国国立心肺和血液研究（NHLBI）所首次召集了由 17 个国家数十位专家组成国际哮喘专家小组，举行了全球哮喘病治疗和预防工作会议、制定了《全球哮喘病防治创议》，创议包括《全球哮喘治疗和预防策略——NHLBI /WHO 会议工作报告》《哮喘病的治疗和预防——公共卫生官员和卫生保健人员使用指南》《哮喘病防治指南袖珍手册》《关于哮喘你和你的家庭能做些什么》等一系列文件，分别供世界各国专家、卫生官员、基层医生和哮喘病患者参考，使哮喘病防治工作开始规范化并将哮喘病防治引入了一个崭新领域。1998 年和 2002 年，WHO 和 NHLBI 又两次召集《全球哮喘病防治创议》执行委员会成员对《全球哮喘病防治创议》中的四个相关文件内容进行了修订。此外也应注意研究哮喘病与环境医学的关系，积极推广目前哮喘病的有效治疗手段并使广大医生和患者所接受，并应在更大范围内进一步加强有关哮喘病对人类健康水平影响的认识。

中国医学最早记载“哮喘”的医书是《黄帝内经》，书中已有了有关哮喘病的类似描述，如有“喘息、鼻张、肩息……四逆而起，起则熏肺，使人喘鸣”等有关哮喘病的记载，《金匮要略·痰饮咳嗽病篇》指出“膈上病痰，满喘咳吐，发则寒热，背痛腰酸……必有伏饮”。明确提出了伏痰为哮喘的病因，寒热为哮喘发作的诱因的观点。《景岳全书·喘促》在前人描述基础上，详细解释哮喘病因和治疗原则并正式提出了哮喘名词，指出了“喘有夙根，遇寒而发，或遇劳而发者，亦名哮喘。未发时以扶正气为主，既发时以攻邪气为主，扶正气者须辨阴阳……攻邪气者，须分微甚，或散其风，或温其寒，或清其痰火……”早在数千年前中医就采用了麻黄治疗哮喘病，这可能是近年来广泛采用的 β_2 受体激动剂的最早实践。数百年前我国就有吸食洋金花治疗哮喘的记载，这可能是抗胆碱药物治疗哮喘病的最早记录。近年来有关哮喘病中西医结合基础和临床研究取得了较大进展，中西医结合采用中医和现代医学的相互渗透，取长补短，取中、西医各自所长，发挥各自优势，既丰富了哮喘病治疗手段，又提高了临床疗效和改善了哮喘病预后，特别是在西医对哮喘病的治疗尚无治本措施的今天，中医中药“扶正祛邪”的治疗方法无疑是提高患者御病能力、调节患者机体免疫力的重要手段，是提高哮喘病临床疗效的重要途径。从麻黄治喘到麻黄碱以致发展成为现代的速效和长效 β_2 受体激动剂，从洋金花到阿托品以致溴化异丙托品，提示了中药防治支气管哮喘方面有着极大潜力。

6.1.2 支气管哮喘的病因

哮喘的病因目前还不十分清楚，大多认为与多基因遗传有关，同时受环境因素的影响。环境因素主要包括某些激发因素，如吸入物：尘螨、花粉、真菌、动物毛屑、二氧化硫、氨气等各种特异和非特异吸入物；感染：细菌、病毒、原虫、寄生虫等；食物：鱼、虾、蟹、蛋类、牛奶等；药物：普萘洛尔（心得安）、阿司匹林等。气候变化、运动、妊娠等都可能是哮喘的激发因素。

6.1.3 支气管哮喘的临床表现

几乎所有的支气管哮喘患者都有长期性和反复发作性的特点。哮喘的发作与季节、周围环境、饮食、职业、精神心理因素、运动和服用某些药物有密切关系。

（1）前驱症状

在过敏原引起的急性发作前，往往有鼻和黏膜的症状，如打喷嚏、流涕、眼痒、流泪、干咳或胸闷等。

（2）喘息和呼吸困难

喘息的发作往往较突然，呼吸困难，表现为吸气时间短、呼气时间长，患者感到呼气费力，但有些患者感到呼气和吸气都费力。

（3）咳嗽、咳痰

咳嗽是哮喘的常见症状，由气道的炎症和支气管痉挛引起。干咳常是哮喘的前兆，哮喘发作时，咳嗽、咳痰症状反而减轻，以喘息为主。哮喘发作接近尾声时，支气管痉挛和狭窄减轻，大量气道分泌物需要排出，咳嗽、咳痰加重，咳出大量的白色泡沫痰。有一部分哮喘患者哮喘急性发作时，以刺激性干咳为主要表现，无明显的喘息症状，这部分哮喘称为咳嗽变异性哮喘。

（4）胸闷和胸痛

哮喘发作时，患者有胸闷和胸部发紧的感觉。如果哮喘发作较重，可能与呼吸肌过度疲劳和拉伤有关。突发的胸痛要考虑自发性气胸。

6.1.4 支气管哮喘的治疗

1）尽可能脱离或避免变应原和外界非特异的刺激。

2）应用抗气道炎症药和支气管舒张剂。

3）预防和治疗慢性哮喘和哮喘急性发作。

4）哮喘急性发作时应尽快缓解症状，改善肺功能，纠正低氧血症。

5）哮喘缓解期和慢性哮喘患者应重点预防或减少哮喘的反复发作，保护肺功能，提高生活质量。

6.1.5 药物治疗

治疗哮喘的药物包括控制哮喘症状的药物和缓解哮喘症状发作的药物，控制哮喘症状的药物又称为预防药物或维持药物，是长期而每日使用的药物，可以预防或减少哮喘的发作，包括吸入型糖皮质激素、色甘酸钠、酮替酚、白三烯受体拮抗剂、缓释茶碱、长效口服 β_2 受体激动剂。吸入型糖皮质激素是最有效的控制药物。缓解药又称急救药，用于缓解支气管痉挛。发作时按需使用，包括短效吸入型 β_2 受体激动剂、短效口服 β_2 受体激动剂、吸入型抗胆碱药和全身用糖皮质激素。短效吸入型 β_2 受体激动剂是最常用的缓解药物。当缓解药物的使用次数增加时，说明哮喘没有得到控制，需要增加控制药物。

使用哮喘药物时要注意：

1）了解平喘药物的使用方法、用量、疗效及维持疗效时间，可能出现的不良反应。

2）了解糖皮质激素特别是吸入糖皮质激素在哮喘治疗中的重要地位、不良反应及其预防。

3）糖皮质激素加 β_2 受体激动剂是治疗哮喘最有效的配伍，两者最佳的给药途径是吸入给药。

4）细菌感染似乎既不触发也不并发哮喘，除非哮喘患者合并细菌感染，尽量不使用抗生素。

5）非甾体类抗炎药可以诱发危及生命的重症哮喘，所以哮喘患者应禁用或慎用阿司匹林或其他非甾体类抗炎药。

6.1.6 认识误区

哮喘是气道炎症性疾病，但与呼吸系统感染无关。所以对大多数的哮喘患者，无需使用抗菌药物治疗或者只是在合并有呼吸系统感染时短时间使用。哮喘的气道炎症需要使用针对哮喘的非特异性的抗炎药物如吸入激素等来治疗。

哮喘的气道炎症是长期存在的问题。尽管哮喘无症状，气道炎症仍然存在，需要长期治疗。但是，目前多数患者在没有症状时自行停止用药，导致哮喘发作。

哮喘的症状包括有喘息、气促、胸闷和（或）咳嗽等。然而，这些症状并非哮喘所特有，不应该将喘息与哮喘画上等号。哮喘有严格的诊断标准，注意认识哮喘的以下临床特征。①发作性：当遇到诱发因素时呈发作性加重；②时间节律性：常在夜间及凌晨发作或加重；③季节性：常在春、秋季节发作或加重；④可逆性：平喘药通常能够缓解症状，可有明显的缓解期。认识这些特征，有利于哮喘的诊断。

6.1.7 日常保健

因为昼夜温差变化大易引起上呼吸道感染，加上花粉随风飘散悬浮于空气当中，均可诱发哮喘，所以在春季这个哮喘病的高发季节，患者的日常保健尤为重要。

（1）室内安排

保持室内清洁，通风换气，经常晒被褥，换洗床单，被褥需温暖适中，卧床宜有靠背支撑，以便因哮喘不能平卧时应用，不在家里养狗、猫、花、鸟等，对化妆品、煤气过敏者尽可能不用。

（2）合理饮食

哮喘患者应吃清淡、易消化的食物。尽量避免冷食、冷饮，饮食宜少量多餐，不宜过饱，发作期尽量不吃辛辣及鱼腥海味等食品，特别是对已知引发哮喘的食物禁止食用。

（3）精神因素

保持心情舒畅，避免情绪紧张。很多哮喘患者因哮喘经久发作，思想负担重，情绪不稳定，特别是儿童，还会对疾病产生恐惧心理。因此，要帮助患者纠正对疾病的错误认识，解除顾虑，给予精神安慰，鼓励患者树立战胜疾病的信心。

（4）正确用药

在家中要学会预防用药，按时、规律用药，尤其是要注意一些气雾剂的正确吸入方法。用药及时有利于缓解症状。当病情有变化时应及时与医生取得联系，及时调整用药方案。平时家中应常备一些平喘药。

（5）学会监测病情

患者要学会监测和管理自己的病情。正确使用峰速仪，如病情稳定可以一周测一次，3 个月做一次肺功能检查。

（6）定期复诊

哮喘患者即使病情稳定也要定期复诊，复诊可以根据病情及时调整治疗方案，了解药物的副作用，检查患者用药方法是否正确。

6.2 季节与食物性过敏

6.2.1 季节过敏

寒冬过去之后，迎来的是春暖花开的时节，有些人每到春天就会出现流涕、打喷嚏、鼻痒、眼痒、眼红的症状，严重的还会出现咳嗽、哮喘，这就是对花粉过敏的“春季花粉症”。其实过敏性疾病远不是如此简单，过敏性疾病又称变态反应性疾病，有的轻，有的重，严重的还会危及患者的生命。随着经济的发展，过敏性疾病越来越多，它已被列为严重危害人类健康的现代文明病。对花粉过敏的人，一旦接触到它们，就会引起各种过敏症状。这种具有季节性特征的过敏性病症就是花粉症。虽然花粉症主要的直接致敏原是花粉，但是和环境、生活方式的改变等综合因素有密切关系。一般认为春天是开花的季节，花粉症只发生在春季。其实，一年四季都有花，特别是秋季花粉更多。据临床统计，秋季花粉症的发病率显著高于春季，症状也比春季重。

（1）发病机制

任何一种过敏性疾病的发生必须具备三个要素：①有过敏原致敏的机体；②有过敏原的存在；③有上述两者的密切接触。三者缺一不可。因此，花粉过敏患者原则上如不接触致敏花粉，就不会发生过敏反应。

致敏花粉有以下五个特征：①产量大；②易在空中漂浮和远距离传播；③有较强的致敏性；④产生花粉的植物属风媒花；⑤在当地该植物分布很广。我国地域广阔，由于自然条件和生态分布的差异，致敏性花粉有明显的区域性和季节性。因此，花粉过敏患者必须明确致敏花粉种类，方能采取相应防护措施。

（2）判断花粉过敏

第一，从往常的感冒当中逐渐识别出“花粉过敏”；第二，大家的保健意识逐渐增强以及过敏原测试技术的逐渐精确。当然，现在仍然存在很多花粉过敏的人误以为自己得了感冒或鼻炎，反复用抗感冒药物或鼻炎滴剂治疗，以致耽误了治疗的最佳时机。所以，辨证正确是第一步。

花粉直径一般在30～50微米，它们在空气中飘散时，极易被人吸进呼吸道内。有花粉过敏的人吸入这些花粉后，会产生过敏反应，这就是花粉过敏症。花粉过敏症的主要症状为打喷嚏、流鼻涕、流眼泪，鼻、眼及外耳道奇痒，严重者还会诱发气管炎、支气管哮喘、肺心病（多发在夏秋季）。花粉之所以会引起人体过敏，是由于花粉内含有丰富的蛋白质，其中某些蛋白质成分是产生过敏的主要致敏原。皮肤接触花粉过敏的症状是皮肤出现红斑、丘疹、细小鳞屑，有瘙痒感或灼热感，多为在野外皮肤接触花粉后受阳光照射引起。

（3）防护措施

1）勿在室外久留：白天尽可能少待在室外，尤其是每天花粉指数高的时间，如晴天时的傍晚。要做户外活动及各种运动项目时，尽可能选在花粉指数最低的时候，如清晨、深夜，或是一场阵雨之后。

2）关紧门窗：有条件者可居住在空气经过过滤的房间，可应用空气过滤器，使空气经常处于循环过滤的状态下。目前常用的过滤方法为高效粒子空气过滤系统，为一种微孔机械过滤装置。

3）勿在室外晾衣：尽可能在屋内晾干衣服（或使用干衣机），不要在室外晾衣服，否则衣服、被单、床单等容易沾染花粉。

4）换衣服：如果你在花粉指数很高的时候外出，回来后记得换上干净的衣服。

5）戴眼镜：戴眼镜可以减小眼睛受到的影响，外出时戴上太阳镜。

6）避开污染物：要避免会让症状加剧的各种污染物，如灰尘及马路上的各种气体。不要郊游或是在花粉期暂时离开本地。

7）药物治疗：完全避免接触致敏花粉不太可能，一旦发生过敏症状应及时到医院就诊，使用抗过敏药物。

8）脱敏治疗：特异性脱敏治疗是花粉症的方法，可以提高机体对致敏花粉耐受能力，治疗应在专科医生的指导下进行。每次注射后，需要监护至少 30 分钟，在医生给出安全评价后才可离开。分常年性脱敏疗法和季节性脱敏疗法。

9）心理指导：花粉过敏具有反复发作的特点，发作频繁使身心疲惫，往往产生烦躁、忧虑、孤僻、易激怒、甚至厌世等情绪。因此，患者需了解该疾病的发生发展过程，掌握有效的防护措施，既要避免与致敏花粉的接触，又要消除悲观消极心理，树立信心、积极配合完成正规治疗。在防治过程中，要防止稍有好转即停止治疗，同时保持愉快的心境和乐观的生活态度，对疾病的防治意义重大。

6.2.2 食物过敏

食物过敏反应是指当人体摄入某种特定的食物后在体内发生的一种特异性的免疫反应。近年来，食物过敏患者日益增多，过敏症发病率也呈逐年上升趋势，在导致过敏反应食物中，最常见为蛋类、花生、乳类、黄豆、小麦、树果仁、贝类（包括甲壳类和软体动物）和鱼。其中对鸡蛋过敏的人最常见。

鸡蛋中含有丰富的营养物质，是最价廉物美的食物，也是婴幼儿早期主要的膳食蛋白来源，还是许多加工食品的组成成分、某些疫苗的培养基。鸡蛋过敏是 3 岁以下儿童最常见的食物过敏问题，严重影响过敏患儿的生活质量，主要表现为皮肤症状、消化道症状或呼吸道症状。

（1）发病机制

鸡蛋过敏是一种免疫性疾病，其发病机制较为复杂，最常见的是速发型变态反应，其机制为 I 型超敏反应，包括致敏和发敏两个阶段。当一定量的过敏原诱导个体处于致敏状态。当人体再次接触含相同或相似过敏原成分的食品时，即可引发食物过敏症。另外，由于小儿肠道黏膜发育欠完善，胃肠道屏障不够成熟，故当未经完全消化分解的抗原性物质进入体内后，更易导致小儿发生过敏反应，这也是婴幼儿容易发生食物过敏的主要原因。

（2）鸡蛋过敏的危害

鸡蛋是由56%～61%的蛋清和27%～32%的蛋黄组成。蛋清中包含87%～89%的水分和9%～11%的蛋白质，而蛋黄则含50%的水分、32%～35%的脂肪和16%的蛋白质，另外还含有8%的磷、4%的锌、4%的铁、6%的维生素D、3%的维生素E、6%的维生素A、2%的维生素B_1、15%的维生素B_2、4%的维生素B_6、6%的维生素B_9、8%的维生素B_{12}。鸡蛋中的蛋白质属于优质蛋白质，除了含有成年人所需要的八种必需氨基酸外，还含有婴幼儿必须通过膳食补充的组氨酸，更是唯一一个蛋白质生物价达100的天然食物。然而正是这些对人体相当有益的蛋白质却可能成为儿童患过敏性疾病的祸首。不仅是儿童，某些先天性遗传缺陷的成年人同样有着对鸡蛋过敏的烦恼。据报道，鸡蛋过敏的高危人群为婴幼儿和儿童，是儿童继发性营养不良的原因之一。对于鸡蛋过敏的儿童，他们所产生的临床症状在5～7岁时消失，但是有时过敏也可能是终生的。鸡蛋过敏在临床上常有明显的进食或接触史，在摄入蛋类食物后数小时到数天出现症状。

（3）临床表现

主要为皮肤改变（皮疹、丘疹、血管性水肿、充血）、不明原因的阵发性哭吵（多为儿童）、腹痛、恶心呕吐，以及突然疲倦、胀气和失眠等现象，有的人还会因此而导致感冒。如果过敏症状持续时间较长，还可能会成为引发呼吸道过敏性疾病如支气管哮喘，严重的可能会导致哮喘发作和过敏性休克。由于鸡蛋过敏的症状无特异性，容易被人们忽视。

目前，鸡蛋过敏尚无特效疗法，不吃鸡蛋和含鸡蛋的食物是鸡蛋过敏患者的最佳选择。然而鸡蛋营养丰富，若从鸡蛋过敏患者的膳食中除去鸡蛋，势必造成其营养不均衡。而且，由于现在食物配料的多样化，使食物的组成变得十分复杂，鸡蛋过敏患者很难避免遭受危害，因此，鸡蛋过敏已经严重影响了部分人群的生活质量，甚至危及生命，值得更多的人去关注和研究。

6.3 过敏性紫癜

过敏性紫癜是一种较为常见的微血管变态反应性出血性疾病，是一种全身性血管性疾病，由于小动脉和毛细血管对某些物质发生过敏反应。其基本病变是广泛的毛细血管及小动脉无菌性炎症反应，引起血管壁通透性增高及渗出性出血和水肿。临床上以皮肤紫癜最多见，可伴胃肠道、关节及肾脏等器官的症状，因此临床上将过敏性紫癜分为单纯皮肤型、关节型、腹型、过敏性紫癜合并肾炎型及混合型。本病发病率不一，可以发病于各年龄组，一般以儿童和青少年较多见，春秋季发病较多。

6.3.1 病因

致敏因素甚多，与本病发生密切相关的主要有：

（1）感染

细菌（以β溶血性链球菌所致的上呼吸道感染最多见，此外尚有金黄色葡萄球菌、肺炎球菌、结核杆菌）、病毒（风疹、水痘、麻疹，流感）和肠道寄生虫。

（2）食物

鱼、虾、蟹、蛋、乳等食物特异性蛋白。

（3）药物

抗生素（青霉素、链霉素、红霉素、氯霉素）、磺胺类、异烟肼、解热镇痛药（水杨酸类、保泰松、奎宁等）等。

（4）其他

如寒冷、花粉、虫咬、疫苗接种等。

上述因素引起抗原－抗体复合物反应，此复合物沉积于血管壁或肾小球基底膜上，并激活补体，释放过敏素等，损害毛细血管、小动脉，引起广泛的毛细血管炎，甚至出现坏死性小动脉炎，使血管壁通透性和脆性增高，导致皮下组织、黏膜及内脏器官出血，水肿。

6.3.2 临床表现

本病的临床表现为：起病前1~3周常有上呼吸道感染。首症以皮肤紫癜最常见，紫癜特点为压之不褪色。少数病例在紫癜前先有关节痛、腹痛、腰痛或血尿、黑便等。通常根据病变累及部位所出现的临床表现分为以下类型。

（1）紫癜型

最常见，以真皮层毛细血管和小动脉无菌性炎症为特征，血管壁可有灶性坏死及血小板血栓形成。大多以皮肤反复出现瘀点、瘀斑为主要表现，最多见于下肢及臀部，对称分布，分批出现，瘀点大小不等，呈紫红色，可融合成片或略高出皮肤表面。呈出血性丘疹或小型荨麻疹，可伴轻微痒感。严重者可融合成大血疱，中心呈出血性坏死。瘀点、瘀斑可在数日内逐渐消退，也可反复出现，少数病例可伴眼睑、口唇、手、足等局限性血管性水肿。皮肤紫癜对称分布，分批出现，反复发作于四肢及臀部，尤以双下肢伸侧为甚，少数累及面和躯干部。紫癜出现前可有皮肤瘙痒，随后出现小形荨麻疹或红色圆形丘疹，高出皮面，颜色逐渐增深，呈现紫红色，压之不褪色。重者可发生水疱、溃疡及局部坏死。个别病例可伴有荨麻及血管神经性水肿，后者多发生于头面部。

（2）腹型

主要表现为腹痛，紫癜位于脐周围或下腹部，常呈阵发性绞痛或持续性钝痛，并伴恶心、呕吐、腹泻、便血。由于浆液血性分泌物渗入肠壁，致黏膜下水肿、出血，引起肠不规则蠕动致肠套叠。本型症状若发生在皮肤紫癜之前易误诊为急腹症。

（3）关节型

关节肿痛多见于膝、踝等大关节。疼痛反复发作，呈游走性，可伴红、肿及活动障碍，一般在数月内消退。

（4）肾型

又称为过敏性紫癜性肾炎，多见于少年。除皮肤紫癜外，临床检验出现蛋白尿、血尿，甚至尿中出现管型尿。少数病例尚有少尿、水肿及高血压，蛋白尿、血尿、管型尿，常在紫癜出现后1周发生。有时伴有水肿，一般在数周内恢复，也有反复发作，迁延数月者。少数甚至病变累及整个肾而发展为慢性肾炎或肾病综合征，个别发生尿毒症。

（5）混合型和少见类型

以上各型临床表现中如有两种以上同时存在则称为混合型。其中同时有腹型和关节型症状者称为 Henoch-Schonlein 紫癜。其他如病变累及中枢神经系统、呼吸系统等可出现相应症状，少数可有视神经萎缩，虹膜炎或结膜、视网膜出血。

6.3.3 临床治疗

1）清除病因，防治感染，清除局部病灶，驱除肠道寄生虫，避免可能致敏的食物及药物等。

2）抗组胺药物，盐酸异丙嗪、氯苯那敏（扑尔敏）、阿司咪唑（息斯敏）及静脉注射钙剂等。

3）改善血管通透性药物，维生素 C、曲克芦丁等。

4）糖皮质激素，泼尼松 30 毫克/天，口服。地塞米松 5 ~ 15 毫克/天，静脉注射。

5）加强对症、支持治疗，腹痛可给予阿托品或山莨菪碱，关节疼痛可给予止痛药，伴有血便者可给予抑酸药奥美拉唑等治疗。

6）如上述治疗效果不佳可酌情使用：

免疫制剂，如硫唑嘌呤、环孢素、环磷酰胺等。

中医治疗：以凉血、解毒、活血化瘀为主，临床各证型非独立出现，因患者体质不同、发病诱因不同，症型往往相互交错、重叠发生，疾病不同的阶段有不同的病理特点及临床表现。成人紫癜总体多因阴虚阳亢、血热妄行所致，但也有属于虚寒之类。对有热症表现者，采用清热解毒、凉血养阴、止血消瘀等法；表现为虚症者，采用补气养血、健脾宁心、滋养肝肾等法，兼有风热、湿热等症，宜酌加疏风清热和化湿之品。

6.3.4 注意事项

1）急性期或有出血时强调卧床休息，限制活动范围，避免劳累；保持平和心态及轻松愉悦的心情。

2）注意保暖，防止感冒，控制和预防感染。注意观察预防性使用抗生素时紫癜变化。

3）饮食宜清淡，多食新鲜瓜果蔬菜，避免肉类、海鲜、温热调料等肥甘厚味、滋腻之品；对曾产生过敏的食物，如鱼、虾、海味等当忌口。禁食生葱、生蒜、韭菜及辣椒、酒类等刺激性食品。

4）防止蚊虫叮咬，避免与花粉等过敏原相接触，积极寻找引起过敏的各种原因，驱除体内寄生虫。

5）在症状消失、治愈后应坚持全方位、巩固调理一段时间，注意锻炼身体，增强体质，提高抗病能力。

过敏性紫癜的治疗关键在于彻底清除感染灶，消除病因；避免一些不适合的食物及药物。过敏性紫癜患者常为特异性体质，应避免进食可能引起过敏的食物。平时注意锻炼身体，增强体质，必要时用一些免疫增强药物。本病多为自限性，一般在6～8周好转，预后良好，部分病例可反复发作达数年之久。有肾脏受累者，多数能恢复，少数可发展为慢性肾炎。治疗过敏性紫癜，消除诱因较为重要，并且应尽量避免较长时间使用地塞米松、泼尼松等皮质类激素药物治疗，因为皮质类激素药物虽然可以使上述病情很快好转或消失，但停药后易使病情反跳加重。较长时间给予较大剂量的糖皮质激素，还可引起肥胖、多毛、血糖升高、高血压、水肿、血钾降低、月经紊乱、骨质疏松、骨质坏死、胃及十二指肠溃疡等并发症。如果患者在治疗过程中对激素产生了依赖性，应逐渐减量直至全部撤除停用。可加用免疫抑制剂及运用中医药治疗本病。

通过对常见过敏性疾病的介绍，可以让我们充分认识到，日常的牛奶、面粉类、玉米类、鸡蛋、糖、西红柿、马铃薯、巧克力、水果、牛肉、猪肉等食物可能会引起过敏，花粉、真菌、灰尘、烟草、烟雾、香水、汽油、油漆、杀虫剂、清洁剂、药物、宠物、地毯等也可以引起过敏。注意发现这些不起眼的过敏原，有意识地进行筛查和规避，是我们远离过敏性疾病的重要方法，对于一些无法避免接触的导致过敏物质，我们还可以采取脱敏等治疗手段。总之，过敏无处不在，预防就是挡箭牌。

7 慢性疾病预防

19 世纪，传染病是人类的主要死因。而今，随着医疗科技的不断进步，传染病得到有效控制，心脏病、脑血管疾病、恶性肿瘤、糖尿病、慢性肺部疾病、肝肾疾病等慢性非传染性疾病已成为主流疾病，上升为第一位死因。由于其起病缓（在不知不觉中患病）、病程长（直至中老年才出现严重后果），常被人忽视，出现早期症状时，一拖再拖，或是仅仅接受间断的不规律的治疗。如最常见的高血压，通常没有症状，不头晕不量血压、不头晕不服药的患者大有人在，有的认为偶然的头痛算不得什么，或是误认为是感冒导致的头痛，不当回事，等到发生中风了，才发现血压高得吓人。慢性疾病好似一把隐形的软刀，病变的积累往往从青少年开始，慢慢割裂你的身体，直至出现严重的并发症。因此，只有思想上正确认识了常见慢性疾病，有一定的疾病防治常识，才能自觉地坚持规律生活，配合合理治疗。

7.1 脑血管疾病

脑血管疾病名称很多。有一个患者在当地医院诊断为脑血管意外，去省城医院检查，医生说是脑卒中，后又到北京就诊，却又被诊断为中风，但他们开的药物却大致相同。患者糊涂了，我究竟患的是什么病呢？其实，他们诊断的都是一个病。由于这个病来势较快，病势险恶，变化多端，犹如自然界的风一样“善行多变”，所以，古代医学家把这类病称为“中风”。有些医生称此病为“卒中”，是说这种病的发生较突然的意思。其中的“卒”即突然的意思，“中”则为得中，脑血管突然得了病，所以有些医生把这类病称为“卒中”。另外，这种病由于它的发生是脑血管意外地出了毛病，因此，又叫脑血管意外。以上几种说法都是一个意思。

脑血管疾病是指各种原因导致的脑的血管病变或血流障碍所引起的脑部疾病的总称。脑卒中（stroke）则是指急性起病、由于脑局部血液循环障碍所导致的神经功能缺损综合征，症状持续时间至少 24 小时；如脑缺血的症状持续数分钟至数小时，最多不超过 24 小时，且无 CT 或 MRI 显示的结构性改变，则称为短暂性脑缺血发作。脑卒中所引起的神经系统局灶性症状和体征，与受累脑血管的血供区域相一致。

7.1.1 我国脑血管病的流行现状与发展趋势

脑血管病与心脏病、恶性肿瘤构成了人类的三大死因。在全球范围内，脑血管病每年使 460 万人死亡，其中 1/3 在发达国家，其余发生在发展中国家，患病和死亡主要在 65 岁以上的人群。中国是脑卒中死亡率高发地区，目前脑血管病已成为危害我国中老年人身体健康和生命的主要疾病，据估计我国现在患脑血管病患者 600 万人，全国每年新发脑卒中约 200 万人，每年死于脑血管病约 150 万人。约有 3/4 的患者遗留有严重的残疾，丧失劳动能力，给社会及家庭带来沉重的负担。目前，全国每年因本病支出接近 200 亿元人民币，给国家和众多家庭带来沉重的经济负担。

我国脑血管病的地理分布北方高于南方，西部高于东部。具有明显的季节性，寒冷季节发病率高，尤其是出血性卒中的季节性更为明显。与西方发达国家相比，我国脑血管病的发病率和死亡率明显高于心血管病。值得引起注意的是，当前我国高血压患者的数量正在快速增长，且发病年龄提前，多数存在高血压，且血压控制不良，这可能是导致脑血管病高发的主要原因。根据国内的流行病学资料，脑卒中的发病率和死亡率男性显著高于女性，并且在 35 岁以后呈急剧上升趋势；随着社会的进步和人民生活水平的提高，以及人口的老龄化进程加速，脑卒中的发病年龄有提前趋势，但高发年龄逐渐向后推迟。还有研究表明，脑血管病的分布与社会经济地位、职业及种族等有关。脑血管病致残率高，因此，加强脑血管病的防治力度，尽可能降低卒中的发病率和死亡率，提高人们的生活质量，已成为刻不容缓的重要任务。

7.1.2 脑血管病分类

脑血病管按其性质通常分为缺血性脑血管病和出血性脑血管病两大类。

（1）缺血性脑血管病

1）短暂性脑缺血发作简称 TIA，又叫小中风或一过性脑缺血发作，其病因与脑动脉硬化有关，是脑组织短暂性、缺血性、局灶性损害所致的功能障碍。

2）脑血栓形成，多由动脉粥样硬化、各种动脉炎、外伤及其他物理因素、血液病引起脑血管局部病变形成的血凝块堵塞而发病。

3）脑栓塞，可有多种疾病所产生的栓子进入血液，阻塞脑部血管而诱发。临床上以心脏疾病为最常见的原因；其次是骨折，或外伤后脂肪入血；虫卵或细菌感染；气胸等空气入血，静脉炎形成的栓子等因素，栓塞了脑血管所致。

（2）出血性脑血管病

1）脑出血，系指脑实质血管破裂出血，不包括外伤性脑出血。多由高血压、脑动脉硬化、肿瘤等引起。

2）蛛网膜下腔出血，由于脑表面和脑底部的血管破裂出血，血液直接流入蛛网膜下隙所致。常见原因有动脉瘤破裂、血管畸形、高血压、动脉硬化、血液病等。

脑血管病按其进程，可分为急性脑血管病（中风）和慢性脑血管病两种：急性脑血管病包括短暂性脑缺血发作、脑血栓形成、脑栓塞、高血压脑病、脑出血和蛛网膜下隙出血等；慢性脑血管病包括脑动脉硬化、脑血管病性痴呆、脑动脉盗血综合征、帕金森病等。通常所说的脑血管病是指急性脑血管病。

7.1.3 临床表现

脑血管患者因病变部位、范围和性质不同，临床表现也有差异，其主要表现如下：

（1）头痛

头痛是蛛网膜下隙出血的突出症状。常为全头部劈裂样疼痛。有80%～90%

脑出血患者有剧烈头痛，特点是开始时疼痛位于患侧，当颅内压增高或血液流入到蛛网膜下隙时，可出现全头痛。短暂性脑缺血发作和脑梗死无头痛或多较轻微，但大面积脑梗死合并颅内压增高时，也可出现剧烈头痛。

（2）呕吐

呕吐是脑血管病的常见症状，特别是出血性脑血管病，如蛛网膜下腔出血常为喷射性呕吐，发生率在80%以上；脑出血时颅内压增高，呕吐和头痛均较明显。如果患者呕吐出咖啡色胃内容物，表示有上消化道出血，是病情危重的预兆。缺血性脑血管病发生呕吐者较少见，但大面积脑梗死合并颅内压增高时，也可引起呕吐。

（3）意识障碍

意识障碍是脑部受到严重而广泛损害的结果。据报道，60%～80%脑出血患者可出现意识障碍。临床特点是除少部分轻型脑出血患者，意识可保持清醒外，脑干出血和小脑出血意识障碍都比较严重；脑室出血患者可迅速出现昏迷；蛛网膜下隙出血通常意识障碍程度较轻。脑梗死较少出现意识障碍，而大面积脑梗死多伴有意识障碍。

（4）偏瘫

偏瘫是指一侧上、下肢及同侧舌和面部肌肉的运动障碍，也是脑血管病的较常见症状，不论大脑半球任何一侧出现病变，都会导致病变对侧偏瘫，其程度有轻有重，可为不完全瘫和完全瘫。不完全瘫又叫轻瘫，可以扶杖行走。完全瘫也叫全瘫，患者卧床不起，不能自己活动。有些患者可能面、舌瘫程度较重，肢体瘫痪程度较轻；也可能上侧肢体瘫较重，下侧肢体瘫较轻；或下肢瘫痪程度较重，上侧肢体瘫较轻。完全瘫变为不完全偏瘫，说明病情好转；反之，不完全瘫发展为完全瘫，则表示病情逐渐加重。

（5）失语

失语为优势半球大脑皮层言语中枢损害所致。根据损害部位和临床表现不同，分运动性失语、感觉性失语、混合性失语和命名性失语等。运动性失语患者丧失了语言表达能力，不能表达自己的想法，但能理解别人讲话的意思，可用手势或点头等回答问话；感觉性失语患者听不懂别人讲话的意思，但能够说话，而且说起话来，快而流利，但与人对话则是所答非所问。混合性失语患者既有运动性失语，又有感觉性失语，自己不会说话，又不理解别人讲话的内容等。命名性失语表现患者能讲话，也能理解别人的话，能说出物品的性质和用途，唯独叫不出物品的名称。

（6）头晕、复视和饮水呛咳、声音嘶哑、吞咽困难

头晕为头昏、头胀、头重脚轻、脑内摇晃、眼花等的感觉。头晕伴有平衡觉障碍或空间觉定向障碍时，患者感到外周环境或自身在旋转、移动或摇晃，称为眩晕。复视，将一个物体看成两个。饮水呛咳、声音嘶哑、吞咽困难，患者进食、吞咽、发音均有严重障碍，严重时甚至不能发音、吞咽和有唾液外流等。

7.1.4 脑血管病的危险因素

脑血管病的危险因素分为可干预危险因素和不可干预危险因素两大类，如能对一些确定的可改变的危险因素进行有效的干预，则可降低脑卒中的发病率和死亡率。因此可干预危险因素是急性脑血管病预防的主要针对目标。

（1）不可干预危险因素

1）年龄：脑血管病的发病率、患病率和死亡率均随年龄的增长而增高。尤其是55岁以后发病率明显增加，每增加10岁，卒中发生率约增加1倍，因此55岁以上的人群脑卒中是应重点防治的疾病。

2）性别：流行病学资料显示，男性卒中的发病率高于女性。

3）遗传因素：近代遗传学研究多数认为脑血管病属多基因遗传，其遗传度受环境等多种因素的影响很大。家庭中有直系亲属为本病患者或死于该病者，发生脑血管病的概率和危险性显著高于无家族史者。

（2）可干预的危险因素

1）高血压：是脑出血和脑梗死最重要的、最常见的、独立的危险因素。血压升高程度及时间与脑卒中发生率呈正相关，研究表明，老年性单纯收缩期高血压（收缩压≥160毫米汞柱，舒张压<90毫米汞柱）是脑卒中的重要危险因素。

2）心房纤颤：是一种常见的心律失常，是导致卒中的一个非常重要的危险因素，使缺血性脑卒中风险显著增加，且随年龄增加而增加。有资料显示，使脑

卒中风险增加3～4倍。对其进行有效的治疗可以预防脑卒中的发生。

3）其他心脏病：已证实伴有心脏病可增加脑卒中的危险性，如冠心病、瓣膜性心脏病（如二尖瓣脱垂、人工瓣膜）、扩张型心肌病、先天性心脏病（如卵圆孔未闭、房间隔缺损）、心脏黏液等均增加栓塞性卒中的发生率。据估计，缺血性卒中约有20%是心源性栓塞，高达40%的隐源性卒中与潜在的心脏栓子来源有关。

4）糖尿病：是缺血性脑卒中的独立危险因素，但不是出血性的危险因素。糖尿病可使脑部微小血管和大血管发生病变，而且血糖高会加重脑卒中患者脑细胞损害程度。2型糖尿病使缺血性卒中的患病风险增加2倍。脑血管病的病情轻重和预后与糖尿病患者的血糖水平以及病情控制程度有关，应重视对糖尿病的预防和控制。美国TIA防治指南建议：空腹血糖应小于7毫摩/升，必要时通过控制饮食、口服降糖药或使用胰岛素来控制血糖。

5）高脂血症：研究证实，血清胆固醇、低密度脂蛋白升高、高密度脂蛋白降低与心脑血管病有密切关系。研究表明，应用他汀类药降脂药可降低脑卒中的发病率和死亡率。根据患者有无心脑血管病危险因素而制定相应分级诊断及治疗标准；糖尿病患者无论是否有冠心病均应被列为积极治疗的对象；降低低密度脂蛋白（LDL）为治疗的首要目标，LDL－C＜2.58毫摩/升为二级预防治疗的目标值。

6）吸烟：经常吸烟是一个公认的诱发缺血性脑血管病的独立危险因素，其危险度随吸烟量增加而增加。可以影响全身血管和血液系统，如加速血管硬化、升高血浆纤维蛋白原水平、促使血小板聚集、降低高密度脂蛋白水平等。长期被动吸烟也可增加脑血管病的发病危险。吸烟可增加缺血性卒中风险约2倍，增加出血性卒中发生风险2～4倍。

7）颈动脉狭窄：颈动脉狭窄是缺血性脑血管病的重要危险因素。狭窄程度超过70%的患者，每年脑卒中的发病率为3%～4%。

8）肥胖：认为男性腹部肥胖和女性BMI（成年人体重指数）增高是缺血性脑血管病的独立危险因素。这与肥胖特别是腹部肥胖患者易患高血压、糖尿病及高脂血症有关，研究表明肥胖者缺血性脑卒中发病的危险度为2.2。我国BMI

（千克/米^2）≥28 为肥胖。

9）饮酒：人群研究证据显示，酒精摄入量与出血性卒中有直接的剂量相关性，酗酒者脑卒中的发病率是一般人群的 4～5 倍。对于缺血性脑血管病的相关性目前仍有争议。长期大量饮酒和急性酒精中毒是青年人脑梗死的危险因素。酒精可能通过多种机制导致卒中增加，包括血压升高、导致高凝状态、心律失常、降低脑血流量等。

（3）潜在可干预的危险因素

1）代谢综合征：代谢综合征的特征为高血压、高血糖、腹型肥胖、胰岛素抵抗（伴或不伴糖耐量异常）及血脂异常。胰岛素抵抗是其主要的病理基础。代谢综合征的诊断标准：腹型肥胖（腰围）男性＞102 厘米、女性＞88 厘米；甘油三酯≥1.70 毫摩/升；高密度脂蛋白男性＜1.06 毫摩/升，女性＜1.32 毫摩/升；收缩压大于或等于 130 毫米汞柱，舒张压大于或等于 85 毫米汞柱；空腹血糖≥6.0 毫摩/升。具有以上三个危险因素者，即可做出代谢综合征的诊断。

2）高同型半胱氨酸血症：经多数研究证实，同型半胱氨酸（HCY）与脑血管疾病的发病有关，认为同型半胱氨酸可能是脑血管疾病的一个独立危险因素。空腹血浆同型半胱氨酸水平为 5～15 微摩/升，大于等于 16 微摩/升可定为高同型半胱氨酸血症。目前关于同型半胱氨酸和脑卒中关系的前瞻性研究资料不多，仍需进一步研究确证。

3）饮食营养素摄入不合理：中国人饮食中脂肪摄入量增长较快，脂肪和胆固醇摄入过多可加速动脉粥样硬化的形成，易发生脑卒中和冠心病。食物的种类单调也是造成营养素摄入不合理的主要原因。北方人的食盐摄入量高，可使血压升高，促进动脉硬化形成。

4）缺乏体育锻炼：有规律的体力或体育活动可降低心脑血管病风险。适当的体育活动可改善心脏功能，增加脑血流量，改善微循环；通过降低高血压、控制血糖和降低体重等控制脑卒中的危险因素，来介导其保护作用。

5）睡眠呼吸暂停：有研究认为，睡眠呼吸暂停可增加高血压、冠状动脉疾病、缺血性脑血管病和充血性心力衰竭风险。

6）口服避孕药：关于口服避孕药是否增加脑血管病发生目前尚未定论，比较倾向的是对35岁以上，有高血压、吸烟、偏头痛或以前有血栓史的女性，口服避孕药有可能增加脑血管病的危险性，不推荐长期使用口服避孕药。

7）促凝危险因素：目前认为与脑卒中密切相关的主要促凝危险因素包括凝血因子Ⅶ、纤维蛋白原升高及血小板聚集功能亢进等，但与脑卒中的确切关系尚需进一步研究。

7.1.5 脑血管病的预防

循环医学证据表明，对脑血管疾病（CVD）的危险因素进行早期干预，可以有效地降低CVD的发病率。

（1）脑血管病的一级预防

脑血管病的一级预防是指发病期的预防，即通过早期改变不健康的生活方式，积极控制各种危险因素，达到使脑血管病不发生或推迟发生的目的。开展综合性预防措施（如健康教育以及控制危险因素），根据危险因素的数量、危险因素是否已造成相应的并发症、危险因素的严重程度等，进行分级干预，主要包括：

1）防治高血压：高血压的治疗目标是提高控制率、减少脑卒中等并发症的发生。血压应控制在140/90毫米汞柱以下，对高血压合并糖尿病或肾病者，血压应控制在130/80毫米汞柱以下。防治措施包括：膳食限盐、减少膳食脂肪含量、减轻体重、适当体育运动、戒烟、减少饮酒量，保持乐观心态，提高应激能力，以及长期坚持降压药物治疗。

2）防治心脏病：成年人应定期体检，早期发现心脏病。确诊为心脏病，应积极专科治疗。对非瓣膜病性房颤的患者，应该使用华法林抗凝治疗，监测国际标准化比（INR）范围控制在2.0~3.0，对年龄>75岁者，INR应为1.6~2.5；对于无其他卒中危险因素、年龄不足65岁者，建议每日口服阿司匹林50~300毫克。对于冠心病、心力衰竭等，还要积极治疗原发病；对瓣膜病、先天性心脏病等，可酌情进行外科手术治疗。

3）防治糖尿病：有心脑血管疾病危险因素的人群应定期检测血糖。对糖尿病患者要进行疾病的宣教，使其合理饮食，进行适当的体育锻炼，及时服用降糖药或使用胰岛素控制血糖。理想水平为空腹血糖应小于 7 毫摩/升。同时，积极控制血压、控制体重和降脂。

4）防治血脂异常：高脂血症应规范化降脂治疗；血脂正常但已发生心血管事件或高危的高血压患者、糖尿病患者，应积极改变不健康的生活方式和应用他汀类药物。

5）戒烟：吸烟者劝其戒烟，动员全社会参与。提倡公共场合禁止吸烟，以减少被动吸烟。

6）限酒：加强科学宣传教育，积极劝阻有饮酒习惯的人适度饮酒，可以减少卒中的发生。对于不饮酒者不提倡用少量饮酒来预防心脑血管病。饮酒一定要适度，不要酗酒；男性每日饮酒的酒精含量不超过 20～30 克，女性不超过 15～20 克。

7）控制体重：提倡超重者和肥胖者采用健康的生活方式、增加体力活动等措施控制体重，成年人体重指数应控制在 28 以内或腰围臀围比小于 1，体重波动范围小于 10%。

8）颈动脉狭窄：对无症状性颈动脉狭窄的患者，不推荐手术治疗或血管内介入治疗，首选阿司匹林等抗血小板药和他汀类药物治疗。对于反复 TIA 发生或首次卒中的轻症患者，如果颈动脉狭窄程度超过 70%，可行颈动脉内膜剥脱术，或血管内介入治疗。

9）防治高同型半胱氨酸血症：一般人群应以饮食调节为主，对高同型半胱氨酸血症患者，应该采用叶酸、维生素 B_6 和维生素 B_{12} 联合治疗。

10）降低纤维蛋白原水平：血浆纤维蛋白原（fibrinogen，Fg）浓度升高是动脉粥样硬化和血栓及栓塞性疾病的独立危险因素，与 TIA 和脑卒中也密切相关。血压升高与血浆纤维蛋白原水平增加同时存在时，脑卒中的危险性增加更加明显，目前主要进行降纤治疗。

11）适度的体育活动和合理膳食：建议成年人每周至少进行3～4 次适度的体育锻炼活动，如慢跑、快走，或其他有氧代谢活动等，每次活动时间不少于 30 分钟。提倡饮食多样化，每日总脂肪摄入量应少于总能量的 30%，减少饱和脂肪酸和胆固醇的摄入，每日钠盐摄入少于 8 克。每日增加 1 份水果或蔬菜可使卒中的危险性降低6%。

（2）脑血管病的二级预防

脑血管病的二级预防是指针对已发生过一次或多次脑卒中患者，寻找卒中病因，纠正所有可干预的危险因素，从而达到降低卒中复发的目的，对中青年患者尤为重要。

1）病因预防：对已发生卒中的患者必须选择必要的影像学检查或其他实验室检查，尽可能明确患者的卒中类型及相关危险因素，针对病因采用合理治疗。对于可干预的危险因素进行病因学预防，包括一级预防的所有措施。

2）卒中后血压管理：在改变生活方式的基础上，合理选择有效的降压药物治疗，过度降压会导致脑灌注不足或脑白质疏松，降压需平缓。

3）抗血小板聚集治疗：对于大多数缺血性卒中后的患者，建议使用抗血小板药物干预血小板聚集，主要包括阿司匹林、双嘧达莫（潘生丁）、抵克立得和氯吡格雷等。缺血性卒中初次发生后应早期服用小剂量阿司匹林（每日50～150毫克），对于胃溃疡病史、应用阿司匹林抵抗或不能耐受患者可改用氯吡格雷每日75毫克。阿司匹林与双嘧达莫的联合使用较单独使用其中任何一种制剂更为有效且不增加如出血之类的不良反应。

4）抗凝治疗：对已诊断为非瓣膜病变性房颤诱发的心源性栓塞患者应使用华法林治疗，INR应控制在2.0～3.0。不能使用华法林者，只能选择阿司匹林治疗。

5）干预短暂性脑缺血发作：反复TIA患者发生完全性卒中风险极大，所以应积极寻找并治疗或去除TIA的病因。

6）卒中后认知障碍的干预：卒中后认知功能障碍以及痴呆的发生率较高，血管性痴呆是仅次于阿尔茨海默病（Alzheimer disease，AD）的最常见的痴呆类型。卒中后早期应用阿司匹林进行干预，有助于防止痴呆的发生。已经发生持续性认知功能障碍甚至痴呆的患者可以应用改善脑功能的药物，如胆碱酯酶抑制剂等积极增进智能水平。

7）卒中后抑郁的干预：卒中后抑郁的发生率为30%～50%，是影响患者预后的一项重要因素，对已经发生抑郁的患者应选择药物治疗，可选用5－羟色胺再摄取抑制剂如氟西汀、西酞普兰等，单一用药效果不佳时可辅以心理治疗。

8）康复：因为约有3/4的患者遗留有严重的残疾，丧失劳动能力，给社会及家庭带来沉重的负担。康复对脑血管病整体治疗的效果和重要性已被国际公认。据世界卫生组织1989年发表的资料，脑卒中患者经康复后，第一年末约60%可达到日常生活活动自理，20%需要一定帮助，15%需要较多帮助，仅5%需要全部帮助；且30%在工作年龄的患者，在病后1年可恢复工作。因此，应大力宣传康复治疗在脑血管病全程治疗中的重要意义。主要神经功能障碍的康复包括：

重视早期康复：早期康复对于预防并发症、改善功能非常重要，特别是早期床旁的康复如患肢的保护、被动活动等，这些方法简单实用，很容易掌握，也非常有效，建议各医院能充分重视。

强调持续康复：应该指出的是，有些功能障碍是要遗留很长时间的，甚至终生遗留。因此，建议能建立起由综合医院（急性期）到社区医疗的持续康复体系，与国际上目前脑血管病康复方案相似，使患者享受到完整的康复。

重视心理康复：脑血管病患者的心理疾病非常突出，但往往会被忽略，心理疾病对患者的功能恢复非常不利，一定要高度重视，积极治疗。

重视家庭成员的参与：患者最终要回归家庭，因此家庭成员对患者恢复起非常重要的作用，应该让家庭成员充分了解患者的情况，包括功能障碍、心理问题，以便能相互适应，还应掌握一定的康复手段，为患者进行必要的康复训练。

对于脑血管病预防应该加强对公众的健康教育，针对不同的危险因素制订个体化的健康教育方案，使患者充分认识脑卒中发病的危险因素及危害，从而加强自我保健意识，同时帮助个人建立合理的生活方式。对高危患者需定期体检，增加患者对药物治疗的依从性，让患者认识到脑卒中的一些常见危险因素，如高血压、糖尿病及心房纤颤等慢性疾病，必须长期治疗才能有效控制，才能更好地预防脑血管病。

7.2 糖尿病

35 岁的张先生是出租车司机，经常开夜车，生活没有规律，春天体检时血糖偏高，没在意。自从今年夏天以来，口干得厉害，饮料一杯接一杯的，以为是天热造成的，没在意，到了秋天仍然是不停地喝水，吃得多，体重一个劲儿地往下掉，开车打瞌睡，没有力气，影响工作，到医院一查血糖，血糖高得连血糖仪都测不出了，被明确诊断为糖尿病，住院治疗并经过医生的健康教育指导后重新回到了工作岗位。

最近 10 年糖尿病患病率显著增加，估计我国 20 岁以上的成年人糖尿病患病率为 9.7%，中国成人糖尿病总数达 9 240 万，其中农村 4 310 万人，城市 4 930 万左右人，我国可能成为糖尿病患病人数最多的国家。积极治疗固然是控制糖尿病的有效手段之一，但是更全面地了解这一疾病，并积极调整不良生活方式才是有效的防控糖尿病的根本。

1）医学营养治疗，饮食的量要合理，要定时定量，不能饥一顿饱一顿，该吃饭时一定要及时进餐，吃七成饱是最健康的，七成饱完全可以阻断糖尿病的发生。具体要根据患者的性别、年龄和身高，用简易公式算出理想体重：理想体重（千克）=身高（厘米）-105，再根据理想体重计算每天所需要总热量。对于中等体力劳动、标准体重者，每千克体重每天需要 25～30 千卡的热量。饮食结构应合理，膳食总能量的 50%～60% 来源于碳水化合物，10%～15% 来源于蛋白质，来源于脂肪的不足于 10%。低血糖指数食物有利于血糖控制，单不饱和脂肪酸是较好的脂肪来源。搭配富含膳食纤维的食物，豆类、富含纤维的谷物类、水果、蔬菜和全麦食物均为膳食纤维的良好来源。少喝或者不喝甜饮料以及稀饭或汤水类食物，因为服用这些食物会导致血糖快速升高，下餐前发生低血糖，血糖波动太大，并发症出现早。另外，一些坚果类如花生、瓜子、核桃、松子等油脂含量较高的食物尽量少吃。有显性蛋白尿的患者蛋白摄入量宜限制在每日每千克体重 0.8 克，要注意食用优质动物性蛋白为主，如肉类、蛋、奶类。

2）运动治疗，应在医师指导下进行，每周至少 150 分钟，如每周运动 5 天，每次30分钟。运动过程中要注意预防低血糖，宜选择在餐后0.5～1小时参加运动，此时血糖较高，不易发生低血糖。

3）药物治疗，口服降糖药物，或胰高糖素样多肽-1，或注射胰岛素。在选用或调整药物时必须由专业的糖尿病医师指导，否则可能造成严重的低血糖或并发症的提早出现。

4）血糖监测及其他心血管疾病风险因子的的监测，第一，糖化血红蛋白，是评价长期血糖控制的金标准，也是指导临床调整治疗方案的重要依据之一。治疗初期每3个月监测1次，一旦达到治疗目标可每3～6个月检查一次。第二，自我血糖监测，是指糖尿病患者在家中开展的血糖监测，是调整血糖达标的重要措施，也是减少低血糖风险的重要手段。在血糖控制尚未达标时，应每天监测4～7次，直到血糖达标，必要时进行动态血糖监测（每天自动监测288个血糖值，可以发现许多平时不易发现的高血糖和无症状性低血糖），其实最好是住院治疗，由专业医师指导血糖会达标更快。前面提到的张先生就是由于血糖从未监测，导致血糖太高，影响了工作和生活才来就医。这里特别提出：①空腹血糖，指隔夜空腹（至少8～10小时未进任何食物，饮水除外）后，早餐前采血测定的血糖值。中、晚餐前测定的血糖不能叫空腹血糖；②餐前血糖，指早、中、晚餐前测定的血糖；③餐后两小时血糖，指从进食第一口饭时计算时间到两小时时测定的血糖；④随机血糖，一天中任意时间测定的血糖，与进餐时间无关。糖尿病患者的血糖应尽可能控制达标，要求空腹血糖在4.4～6.1毫摩/升，餐后两小时血糖在4.4～8.0毫摩/升，但是由于存在个体差异，血糖的控制水平可能也有所不同，应向专科医生进行咨询，根据自身情况确定血糖的适当范围。由于老年人容易发生低血糖，制定的血糖标准可略高一点。糖尿病孕妇为了胎儿的健康发育，血糖要严格控制在标准范围内。

其他心血管疾病风险因子的监测，血脂、血压，体重、腹围等，对减少糖尿病并发症的发生风险具有重要作用，每年应至少检查一次血脂。每次就诊时均应测量血压。应指导高血压患者每日在家中自我监测血压并记录。

5）教育和管理，成立糖尿病管理团队，成员包括执业医师、糖尿病教员、营养师、运动康复师、患者及其家属。定期开设教育课堂，可以是大课堂式、小组式或个体化的饮食、运动、血糖监测和培养自我管理能力的指导。患者积极参加糖尿病教育讲座及宣传，减少治疗糖尿病道路上的无知障碍。

总之，对糖尿病的管理倡导饮食、运动、药物、监测、教育以及血脂、血压，体重、腹围等全方位的综合管理，才能预防或减少糖尿病并发症的发生风险。希望不要重蹈张先生的覆辙。

7.3 高血压

冬季的一个早晨，60 岁张大伯起床去卫生间，突然间摔倒在卫生间门口，家人发现时他已经神志丧失，全身无力，不能站立了。家人急忙把张大伯送往医院，接诊的王医生详细询问了病史，细心查体后，发现血压为 220/140 毫米汞柱，急查头部 CT 显示大面积脑梗死。家人都慌了神，因为大家都知道这将来会遗留可怕的后遗症，严重影响张大伯的生活质量。王医生告诉大家，张大伯高血压多年，血压最高的时候达到 200/120 毫米汞柱，只有在血压特别高、头晕头痛的时候才吃降压药物，而且这些降压药物也都是在药店自己买的，平时只要没有任何征兆就不吃降压药物。因为张大伯认为自己身体好，坚持锻炼就能战胜一切疾病，所以忽略了高血压的危害。这样的心理害了张大伯，此次脑梗死就是血压在短时间内快速升高导致的。大家都应该在专科医师的指导下严格控制血压，防止这些悲剧的发生!

7.3.1 高血压的界定

高血压是常见的心血管疾病，又是导致人类死亡的主要疾病如冠心病、脑血管疾病等的重要危险因素。最新版《中国高血压指南》定义是：高血压是一种进行性血管综合征，即高压（收缩压）大于等于 140 毫米汞柱和（或）低压（舒张压）大于等于 90 毫米汞柱。特点是“三高三低”，即高发病率、高致死率、高致残率，低知晓率、低治愈率、低控制率。我国政府将每年的 10 月 8 日定为“全国高血压日”。

7.3.2 高血压易患人群

（1）中、老年人

人到中老年易患高血压，其中45%父母有高血压病史；父母无高血压，子女患高血压概率为3%。老年人群中60%以上患有明显的心脑血管病，其中由高血压引起的相关性心血管病占绝大多数。全国每年有150万人因高血压引起脑中风。

（2）情绪激动、精神紧张的人

脾气暴躁，办事总爱瞻前顾后、反复思虑又难以下定决心以及过于焦虑、从事脑力劳动和精神高度紧张的人，容易罹患高血压。此类人群如患高血压，药物治疗疗效往往欠佳。

（3）超重和肥胖的人

肥胖不但可以引起高血压，而且也易导致冠心病、胆囊炎、关节炎等诸多全身性疾病。肥胖者多数嗜睡、胃口好，易形成恶性循环。减轻体重的有效方法是有规律地参加运动，适当控制饮食。

（4）饮食过咸的人

北方人易患高血压，其原因之一，与饮食过咸有关。食盐的主要成分是氯化钠，吃得过咸会导致机体钠盐过多，血管阻力增加，心血管负担加大，促使血压升高。

（5）嗜好吸烟的人

吸烟是高血压、冠心病最显著的危险因素。长期大量吸烟可使心率增快，血压增高。精神紧张和A型性格吸烟者，心血管意外事件和心肌梗死发生率比正常人高2~4倍。

（6）长期过量饮酒的人

近年来证实，长期大量饮酒，尤其贪杯易醉者，常常合并高血压、肥胖、高血脂和高血糖。

（7）生活懒散，缺少运动的人

晚间不睡，早晨不起或通宵达旦无节制娱乐的人，易患高血压。

（8）血糖、血脂升高的人

糖尿病患者发生动脉硬化和高血压的机会比正常人高30倍。糖尿病与高血压并存，则患脑中风及心肌梗死的危险性比正常人高2～4倍；高血脂尤其是低密度脂蛋白水平升高，与高血压、冠心病、心肌梗死的发生率成正比。

7.3.3 高血压患者卒中

以色列总理沙龙于2006年1月4日晚，突发卒中，被紧急送往医院抢救，经过多次手术，病情没有明显好转，陷于植物生存状态。死于脑卒中的世界级名人还有苏联共产党总书记斯大林、英国首相丘吉尔、日本首相小渊惠三等。那什么是卒中？卒中即急性脑血管病，又称中风。分为缺血性（脑梗死）和出血性两类。不仅给患者造成极大的痛苦，也给家人带来沉重的精神和经济负担，已成为威胁人类健康的头号杀手。哪些高血压患者容易患卒中？

1）肥胖或血脂增高，喜食肥腻饮食者。

2）长期饮酒，大量吸烟者。

3）45岁以上的长期血压高（而尤其是低压高的患者）。

4）有糖尿病或冠心病史的患者。

5）有脑血管硬化或脑部供血不足的患者。

6）有过小中风发作史的患者。

7）家庭中祖辈或父辈有中风、心肌梗死病史的患者。

7.3.4 高血压和冠心病的关系

2005年7月2日，以出演毛泽东而闻名的特型演员古月因突发心肌梗死去世，终年68岁；2005年8月18日，著名喜剧小品演员高秀敏在家中突发心源性猝死去世，终年46岁；2006年12月20日，著名相声演员马季先生在家中突发心肌梗死去世，终年72岁。高血压和冠心病之间存在什么样的关系？

（1）高血压是冠心病的独立危险因子

大量研究表明，高血压可以损伤动脉内皮而引起动脉粥样硬化，并加速动脉粥样硬化过程。血压水平越高，动脉硬化程度越重，死于冠心病的危险性就越高。

（2）高血压可以引起心肌梗死

当存在冠脉病变时，血压升高可能触发粥样硬化斑块破裂，血栓形成，堵塞冠状动脉，导致急性心肌梗死。因此，良好地控制高血压可以预防冠心病，减少冠心病发作并可阻止意外事件发生。

7.3.5 正确测量血压

一定要安静休息至少5～10分钟再测血压，然后就是把上臂裸露出来，冬天冷了把毛衣脱下来，穿个单衣也可以，袖带绑得松紧合适。假如用水银血压计测量，充气、放气更难一点。医生提倡使用电子血压计，电子血压计绑好以后，取坐位，保持安静，肢体也不能活动，习惯用右手操作，右手一按血压测量开关键，测量数值就出来了，停一分钟再测下一次血压，一般都会测三次，中间间隔一分钟。新发现高血压最好是医生给测，诊断高血压以后，一般因为自测血压要右手去操作，所以绑袖带要绑在左边，但是医生给测的时候往往绑在右边，当然左右会有微小的差别，一般人不会太大的，两臂血压差异比较大的时候，以高的那侧为准。

7.3.6 血压范围

正常血压：收缩压≤130毫米汞柱，舒张压≤85毫米汞柱。

正常高值：收缩压120～139毫米汞柱，舒张压80～89毫米汞柱。

高血压：收缩压：≥140毫米汞柱，舒张压≥90毫米汞柱。

1级高血压：收缩压140～159毫米汞柱，舒张压90～99毫米汞柱。

2级高血压：收缩压160～170毫米汞柱，舒张压100～109毫米汞柱。

3级高血压：收缩压≥180毫米汞柱，舒张压≥110毫米汞柱。

单纯收缩期

高血压：收缩压≥140毫米汞柱，舒张压≤90毫米汞柱。

7.3.7 高血压药物治疗原则

1）将血压控制到一个适当的水平，消除高血压带来的种种不适感，保证患者的生活质量。

2）尽量减少高血压对心、脑、肾等重要器官的损害，争取逐渐逆转已经形成的损害。

3）在降压治疗的同时，要防治心、脑血管并发症的其他危险因素，如左心室肥厚、高脂血症、糖尿病、高胰岛素血症、胰岛素抵抗和肥胖等。

4）方案应尽量简便，能够长期坚持。

5）坚持个体化，针对每个患者的具体情况做出方案。

6）提倡有病早治，无病早防，强调患者与医院、家庭要密切配合。

7）低剂量开始，如血压未能达到控制目标，应根据服药情况增加该药的剂量。

8）如第一种药物无效，应进行合理的联合用药，通常是加用小剂量的第二种降压药物，而不是加大第一种药物的剂量。

9）如果第一种药物疗效很差或不能耐受，可换另一类降压药物，而不是加大第一种药物的剂量或加用第二个药物。

7.3.8 常用的高血压药物及注意事项

常用的药物共有六大类：利尿剂；钙拮抗剂；β受体阻滞剂；血管紧张素转换酶抑制剂（ACEI）；血管紧张素Ⅱ受体拮抗剂（ARB）；α肾上腺素能受体阻滞剂。老年患者常同时患有其他疾病，如糖尿病、高脂血症、冠心病、肾脏病等。如果高血压控制得不好，也还会加重这些病变，甚至导致心力衰竭、卒中、肾衰竭等致命恶果。因此，专科医生在治疗高血压病时，既要考虑抗高血压病药物对其他疾病的影响，又要考虑治疗其他疾病的药物对高血压病的作用。病情不同，首选药物也不同，常见有以下几种情况。

1）患者伴有糖尿病时，首选血管紧张素转换酶抑制剂。不过ACEI有引起咳嗽的副作用，所以在使用期间，如果出现咳嗽，又与感染无关，用抗生素或止咳药都无效时，则可改血管紧张素Ⅱ受体拮抗剂，如氯沙坦、缬沙坦、厄贝沙坦等，但要遵医嘱定期监测肾功能和电解质。

2）患者合并心力衰竭时，首选 ACEI 和利尿剂。

3）同时患有前列腺肥大者，首选 α 受体阻滞剂，如特拉唑嗪、多沙唑嗪等药物，既有降低血压又有治疗前列腺肥大的作用，可谓一箭双雕。

4）存在肾功能不全者，可在医生指导下选用 ACEI 类如贝那普利（洛汀新）、福辛普利（蒙诺）。

5）伴有其他疾病时，不宜选用的降压药：

伴有糖尿病、高脂血症、高尿酸血症、痛风时，不宜选用噻嗪类利尿剂或含此类药物的复方制剂，如珍菊降压片、开富特、复方降压片等；也不宜选用大剂量 α 受体阻滞剂，如倍他洛克、阿替洛尔等，以免影响糖脂代谢。

当高血压合并Ⅱ度或Ⅱ度以上房室传导阻滞时，禁用 β 受体阻滞剂和维拉帕米（异搏定）、地尔硫䓬（恬尔心）。

老年人心率较快，如每分钟大于 110 次，不可选用短效二氢吡啶类降压药，若含用硝苯地平，可诱发心绞痛或心肌梗死。

有便秘、抑郁或直立性低血压者，不可选用可乐定。

有抑郁的患者，不宜使用利舍平及含此类药物的复方制剂，如复方降压片。某些抗高血压药联合应用时不良反应会成倍增加，可以引起严重后果，要特别引起重视。珍菊降压片含噻嗪类利尿剂，不可与吲达帕胺（寿比山）、复方降压片、开富特等利尿剂合用；否则会加重低血钾，甚至导致严重的心律失常而致死。

β 受体阻滞不可与维拉帕米合用，因为两者均可引起窦房结、房室结抑制，可能导致猝死。

β 受体阻滞不可与地尔硫䓬合用，否则可引起房室传导阻滞，降低心功能。高血压患者症状的轻重与血压高低程度不一定成正比，有些患者血压很高，却没有症状；相反，有些患者血压仅轻度升高，症状却很明显。这是每个人对血压升高的耐受性不同，加上脏器损害程度有时候与血压高低也不一定完全平等。因此，凭自我感觉来估计血压的高低，往往是错误的，也容易延误治疗。正确的做法是定期主动测量血压，每周至少测量两次。

血压一降，立即停药。患者在应用降血压药物治疗一段时间后，血压降至正常，即自行停药；结果在不长时间后血压又升高，还要再使用药物降压，这样不仅达不到治疗效果，而且由于血压较大幅度的波动，将会引起心、脑、肾发生严重的并发症，如脑出血等。正确的服药方法是服药后出现血压下降，可采用维持量，继续服药；或者在医生的指导下将药物进行调整，而不应断然停药。

采用传统的服药方法。研究表明，高血压患者的血压在清晨醒后变化最大，可以在数分钟之内上升 15 ~ 35 毫米汞柱，中午过后，血压会自行下降。这种血压变化规律致使患者容易在早晨和夜间发生脑中风。（早晨容易发生脑出血，而夜间则容易发生脑缺血。）传统的每日 3 次的服药方法没有考虑患者的血压变化规律，只是一味地考虑降低血压，结果使清晨时的血压控制不理想，而下午和夜间常使血压偏低，新的服药方法每天清晨醒后 1 次性服药。可以有效地防止清晨醒后的血压剧烈变化，使血压处于比较平衡状态，因此效果较好。

降压过快过低。一些高血压患者希望血压降得越快越好，这种认识是错误的。因为，血压降得过快或过低会使患者感到头晕、乏力，还可诱发脑血栓形成等严重后果。

不根据具体情况，一味追求血压达到正常水平。60 岁以上的老年人，均有不同程度的动脉硬化，为此偏高些的血压，有利于心、脑、肾等脏器的血液供应。如果不顾年龄及患者的具体情况，而一味要求降压到“正常”水平，势必影响上述脏器的功能，反而得不偿失。正确的做法是根据患者的年龄、脏器的功能情况，将血压降到适当的水平，特别是老年人，不可过度降低血压。

单纯依赖降压药，不做综合性的治疗。高血压的病因较多，因此，治疗也需要采取综合性的措施，否则就不可能取得理想的治疗效果。正确的做法是除选择适当的药物外，还要注意劳逸结合，饮食宜少盐，适当参加文体活动，避免情绪激动，保证充足睡眠，肥胖者应减轻体重等。

7.3.9 冬季血压

秋冬季是脑卒中的高发季节，其发病原因都与血压的骤然波动有关。因此，时值秋季，高血压患者应定期监测血压，规范服药，防患于未然。大量调查表明，气温下降时，人的血压往往会升高。究其原因，是因为：

1）机体为了保持体温恒定，减少散热，毛细血管会收缩，这会使外周血管阻力增加。

2）气温低，出汗少，使血容量增加。秋冷之后，食欲增强，人们往往进食过量碳水化合物、脂肪，这些食物会同时增加水分的摄入及保留，致血容量增加。

3）天气寒冷，散热快，为了保持体温，人体交感神经兴奋，使血压升高。如果再有紧张、焦虑、急躁等应激情绪的存在，就可能导致严重后果。因此，秋冬之季，有高血压病史者，保持血压平稳，防止波动至关重要。

7.3.10 寒冷天气注意事项

1）醒来时不要立刻离开被褥。应在被褥中活动身体，慢慢坐起，并请家人将室内变暖和。

2）洗脸、刷牙要用温水。

3）如厕时应穿着暖和。

4）外出时戴手套、帽子、围巾，穿大衣等，注意保暖。

5）等汽车时做原地踏步等小动作。

6）在有暖气的地方可少穿些、离开时再加衣服。

7）用干布拭擦皮肤以防寒。

8）沐浴前先让浴室充满热气等浴室温度上升后再入浴。

9）夜间如厕，为避免受寒可在卧室内安置便器。

10）饮酒时避免吃盐分过多的小菜。

天气逐渐变冷，建议有高血压病的人，一定要按时复诊。伴有糖尿病的人，应注意控制血糖，保持低糖、低钠饮食。注意防寒保暖，尽量避免紧张、焦虑、急躁等应激情绪，以防脑卒中的发生。

7.3.11 高血压患者的护理

1）高血压患者，家中必备血压计及听诊器，以随时观察并记录血压的变化，至少在晨起、睡前各一次。

2）养成良好生活习惯，注意劳逸结合。

3）大多数高血压患者是要终生服药，一定要按时服药，牢记“宁可少吃一顿饭，也不可少吃一次药”。

4）突然头痛、恶心、呕吐时，家人要协助患者平卧，把头垫高，用湿毛巾敷在头部；立即测量血压；口服降压药，以快速降压为宜；尽快送往医院就医。外出时感觉不适，应立即停止行动，就地坐下，防止跌倒或发生其他意外。

5）高血压患者应戒烟酒。

7.4 风湿性心脏病

（1）风湿性心脏病概念

风湿性心脏病（简称风心病）是由于风湿热反复发作累及心脏，导致心脏瓣膜损害而形成，早期可无症状，随时间的推移产生心脏增大、心律失常，一般经过10～15年逐步出现心力衰竭。据不完全统计全世界有超过1 500万风湿性心脏病患者，同时每年新增50万人患急性风湿热。

（2）风湿热后果

风湿热俗称风湿病，它是一种常见的、多发的、主要影响关节和心脏功能的自身免疫性疾病。发病后轻者发热多汗、关节游走疼痛，全身不适；重者关节红肿疼痛，活动障碍、心跳气短、全身乏力，心慌、气急、咳嗽、肢体水肿、咯血、直至心力衰竭、引起生命危险。

（3）风心病的起因

风心病是甲组乙型溶血性链球菌感染引起的病态反应的一部分表现。它在心脏部位的病理变化主要发生在心脏瓣膜部位。临床上常见的心脏瓣膜病变有二尖瓣狭窄或关闭不全、主动脉狭窄或关闭不全、三尖瓣狭窄或关闭不全、联合瓣膜病变（多个瓣膜受损）等。

（4）哪些疾病会导致风心病

曾经有猩红热、急性扁桃体炎、咽炎、中耳炎和淋巴结炎等急性链球菌感染的患者，是很容易患风心病的，并尤以中青年为多见。

（5）风心病表现

患病初期常常无明显症状，后期则表现为心慌气短、乏力、咳嗽、肢体水肿、咳粉红色泡沫痰，直至心力衰竭而死亡。有的则表现为动脉栓塞以及脑梗死而死亡。

（6）风心病早期症状

1/3 患者有风湿热病史，但是，有 1/3 患者根本没有典型症状。近 70% 患者起病时都不知自己患有风心病。直至出现心肌梗死或者脑梗死等并发症就诊，才知道有风心病。

（7）风心病危险信号

劳累后有心慌、气短、疲劳和呼吸困难。

饱餐、寒冷、看惊险影片时有心悸、胸痛现象。

在公共场合或会场中、或上楼、爬山时，比自己以前特别是同龄人更容易感到心悸、胸闷、呼吸不畅、气短。

晚间睡眠枕头低时感到憋气、需要高枕卧位，熟睡或噩梦过程中突然惊醒，感到心悸、胸闷、呼吸不畅，需要坐起后才好转。

性生活时感到心悸、胸闷或胸痛等不适。

反复出现脉搏不规则、过速或过缓。

（8）脑中风与风心病

风心病患者，心脏的二尖瓣狭窄占发病原因的 90% 以上。增厚肿胀的瓣膜表面出现小的赘生物上容易形成血栓，在增厚、变形而粗糙的瓣膜上也可产生附壁血栓，这些血栓脱落后随血流进入脑内，就可发生脑中风。风心病是中青年致瘫的主要原因。

（9）风心病手术确定

对慢性风心病而无症状者，一般不需要手术；症状严重且有手术适应证者，应尽早外科手术治疗。

（10）风心病日常护理

1）有巨大附壁血栓者应绝对卧床休息，以防血栓脱落造成栓塞。病情允许时可翻身、活动下肢，按摩及用温水泡脚或下床活动，防止下肢深静脉血栓形成。

2）注意体温变化，尤其是温度的高低及持续时间。

3）注意脉搏的变化，如脉搏细弱或不规则等。

4）保持口腔卫生，如有咽喉干燥或疼痛时，可用淡盐水漱口，每日 2 ~ 3 次。

5）急性期应绝对卧床休息 6 ~ 10 周，一切日常生活需他人协助完成（如洗漱、吃饭、大小便等)。

6）注意保暖，防止受寒。

7）出汗较多时，多喝开水，并勤换内衣，保持皮肤干燥清洁。

8）如心脏扩大、心包炎、心跳持续增快和心电图明显异常，在急性症状消失，红细胞沉降率恢复正常后，应继续卧床休息 3 ~ 4 周，在恢复期内仍应适当限制体力活动。

9）注意观察药物反应。

（11）风心病患者的体能

房颤的患者不宜做剧烈活动。患者症状不明显时可适当做些轻松的工作，但不要参加重体力劳动，以免增加心脏负担。患者伴有心功能不全或风湿活动时应绝对卧床休息，一切生活均应由家人协助。但在心功能允许情况下，可进行适量的轻体力活动或轻体力的工作。

（12）风心病患者饮食禁忌

1）应少食多餐，避免过饥过饱，尤其饮食过饱会加重心脏负担，加重原有的心律失常。

2）多吃瘦肉、鸡蛋、草鱼、甲鱼、黄豆等富含蛋白质的食物。

3）多吃新鲜蔬菜和瓜果，如卷心菜、韭菜、苋菜、菜花、桃、杏、葡萄等。

4）有水肿或心功能不全者应限制钠盐摄入，少吃咸菜、咸肉、咸酱瓜等。

5）心功能不全者应控制水分的摄入，饮食中适量限制钠盐，每日以 10 克以下为宜，切忌食用盐腌制品。

6）禁用刺激心脏及血管的物质，如烟酒、浓茶、咖啡及辛辣调味品。

7）服用利尿剂者应吃些水果如香蕉、橘子等。

（13）风湿性关节炎护理

对关节有红、肿、热、痛的患者，应给患者患肢关节处垫软枕，减少不必要的肢体活动，疼痛的关节可给予湿热敷。不能抓挠红斑和皮下结节，这些症状在合理治疗后会自动消退。

（14）居住条件要求

风心病患者要注意改善居住条件和环境卫生，室内保持空气流通，阳光充足，温度适宜。防止因呼吸道感染引起风湿活动、加重病情。尽量避免长期在寒冷或潮湿环境中生活或工作，还要保证充足睡眠时间。

（15）症状消失勿停药

切勿擅自减量或停药。各种药物的服用都应遵医嘱，如抗心律失常、抗血小板聚集的药物，都可预防附壁血栓形成和栓塞。

（16）风心病的结婚生育

风心病患者宜节制性生活。轻度二尖瓣狭窄患者，如果心功能良好，无症状，可以结婚和生育，在医师指导下选择好妊娠和分娩时机。对患有严重二尖瓣狭窄，出现心功能不全症状如活动后心慌、气短，夜间不能平卧，下肢浮肿或有咯血史者，不宜结婚，如已婚者则不宜生育，否则可危及生命。在妊娠期间出现心功能不全者，应积极治疗，甚至终止妊娠。

（17）风心病患者的其他手术

在拔牙、内镜检查、导尿术、分娩、人工流产等手术操作前应告诉医生自己有风心病史，以便预防性使用抗生素，反复发生扁桃体炎者在风湿活动控制后2~4个月手术摘除扁桃体。

（18）风心病的预防

积极预防甲型溶血性链球菌感染，是预防本病的关键。加强体育锻炼，增强机体抗病能力，也有重要的预防作用。积极有效地治疗链球菌感染，如根治扁桃体炎、龋齿和副鼻窦炎等慢性病灶，可预防和减少本病发生。

（19）患者症状就医条件

1）一天内体重上升0.9千克以上。

2）足、踝、下肢、手有水肿现象。

3）气短或呼吸有喘音，胸部有压迫感，脉搏增加或不规律。

4）尿量减少 <20 毫升/时。

（20）风心病的季节性预防

1）戴上帽子暖好头：为什么冬天有许多人总说冻得头疼？那是因为寒气灌顶导致血管收缩引起的头痛和头晕。所以，对心脏功能较弱的人来说，帽子不仅仅是装饰品。

2）睡前足浴暖好脚：由于脚离心脏最远，且皮下脂肪层较薄，血液供应会更慢、更少，所以冬天经常双脚冰凉，抗病能力也随之下降。每天睡前用热水温暖双脚，这样会使血液流动加速，也给心脏减轻了负担。

3）戴个围巾暖好胸：常言说得好，冬天戴个围巾好比多穿件衣服。冬天风寒袭人，首先冲撞的就是人体面积最大的胸腹部。胸腹受寒容易损伤体内阳气，不利于心脏正常的运行。此外，胸腹保暖还可以养护胃肠功能。

7.5 青光眼

青光眼是老年人常见的疾病之一，虽然不至于因为青光眼而危及生命，但是如果任其发展有可能会导致失明，而且青光眼所引起的失明是无法恢复的，青光眼容易发生在高度近视、糖尿病、高血压以及有青光眼家族史的患者，因此如何能够早期发现青光眼，及早加以治疗，保持最好的视力，实在是非常重要。

青光眼是以眼压升高为主要特征，引起视神经凹陷性萎缩和视野损害，最终可导致失明。

7.5.1 青光眼的分类

青光眼主要有开角型和闭角型青光眼，开角型青光眼都是慢性的，闭角型青光眼有急性和慢性的，此外还有先天性青光眼、继发性青光眼等。青光眼通常是双眼先后发病。

还有一种很特别的“青光眼睫状体炎综合征”，属于继发性青光眼一类，大多数经治疗可恢复，但不能根治，以后还会复发。有的青光眼睫状体炎综合征会合并开角型青光眼，称为混合型青光眼。这种类型往往眼压持续不降，造成视神经损害，可能需要手术治疗。

在我国闭角型青光眼占多数，急性闭角型青光眼是50岁以上老年人常见眼病，女性患者要比男性多一倍，发病前常有情绪激动、精神创伤、过度劳累等诱发因素。急性闭角型青光眼来势凶险，对视力危害极大。

7.5.2 青光眼的临床表现

（1）急性闭角型青光眼

急性闭角型青光眼的发生，多发于中老年人，其来势凶猛，表现突然发作的剧烈眼胀头痛、视力锐减、眼球坚硬如石，结膜充血、恶心呕吐、大便秘结、血压升高，此时全身症状较重易被误诊为胃肠炎、脑炎、神经性头痛等病变。如得不到及时诊治24~48小时即可完全失明无光感，但临床上有部分患者对疼痛忍受性较强，仅表现为眼眶及眼部不适，甚则眼部无任何症状，而转移至前额、耳部、上颌窦、牙齿等部疼痛。急性闭角型青光眼，实则是因慢性闭角型青光眼反复迁延而来。

（2）慢性闭角型青光眼

此型占原发性青光眼患者50%以上，发病年龄30岁以上，发作时有明显的诱因，如情绪激动、视疲劳、用眼用脑过度、长期失眠、习惯性便秘、妇女在经期、局部或全身用药不当等，表现为眼部干涩、疲劳不适、胀痛、视物模糊或视力下降、虹视，头昏痛、失眠、血压升高等。休息后可缓解，有的患者无任何症状即失明。

7.5.3 青光眼的治疗

急性闭角型青光眼必须紧急处理，首先是用降眼压药物控制眼压，包括频繁点缩瞳剂毛果芸香碱眼药水以缩小瞳孔，恢复房水外流以降低眼压；静脉滴汗高渗剂甘露醇；口服乙酰唑胺、尼莫克司等，以减少房水生成，尽快把眼压降下来。经过药物治疗控制眼压后，一般均需手术治疗，可以达到控制眼压及防止再次发作的目的。如果治疗不及时，已丧失光感，即使手术后眼压恢复正常，视力也不可能恢复。

慢性开角型青光眼首选药物治疗，将眼压控制于正常范围。可供选择的药物很多，常用的有噻吗心胺眼药水及一些口服降眼压药物。药物治疗无效才考虑手术，青光眼的治疗以有效控制病情，不再发展为目的。

青光眼的治疗必须持之以恒，一旦患上青光眼，就要终生治疗，如同高血压、糖尿病一样，必须定期到眼科医院进行复查和必要的检查项目，才能防止青光眼恶化，阻止发生视力损害。

7.5.4 青光眼的预防

青光眼是不可治愈的，这就更需要人们多了解它的基本知识，做好预防，早发现早治疗。

1）保持愉快的情绪：生气和着急以及精神受刺激，很容易使眼压升高，引起青光眼。

2）保持良好的睡眠：睡眠不安和失眠，容易引起眼压升高，诱发青光眼。尤其是眼压较高的人，更要睡好觉。

3）少在光线暗的环境中工作或娱乐：在暗室工作的人，每1 ~2小时要走出暗室或适当开灯照明。

4）避免过劳：不管是体力劳动还是脑力劳动，身体过度劳累后都易使眼压波动，所以要注意生活规律，劳逸结合，避免过劳。

5）不要暴饮暴食：暴饮暴食会使眼压升高，诱发青光眼。老年人要饭吃八分饱，不吸烟，不喝酒，不喝咖啡，不喝浓茶，不吃辛辣等刺激性食物。

6）避免一次饮用大量饮品：不要让血液中的水分短期内急剧增加，这会使房水产生过多过快。我们推荐一次饮水不超过200 毫升，少量多次。

7）常摸自己的眼球、看灯光：青光眼的特点是眼球发硬，看灯光有虹圈，发现后及早治疗。

8）防止便秘：便秘的人大便时，常有眼压增高的现象，要养成定时大便的习惯，并多吃蔬菜、水果。

9）坚持体育锻炼：体育锻炼能使血流加快，眼底瘀血减少，房水循环畅通，眼压降低。

10）主动检查：40 岁以上的人每年要检查一次眼压，尤其是高血压患者。发现白内障、虹膜炎也要及早治疗，以免引起继发性青光眼。青光眼患者确诊后，应建立个人治疗方案，多与医生沟通。

7.6 重视弱视

弱视是儿童时期最常见的疾病，通常为单侧发病，也有双侧发病，多见于学龄前儿童，尤其是婴幼儿。儿童时期是视觉的发育关键时期，此阶段发生的这些眼病对儿童视力发育危害极大，只要有不良因素存在就很容易发生弱视。主要表现为视力低下及双眼单视功能障碍。根据病因分类为：①斜视性弱视；②屈光不正性弱视；③屈光参差性弱视；④形觉剥夺性弱视；⑤先天性弱视。弱视治疗的关键在于早期发现、早期治疗。

7.6.1 弱视的临床表现

1）视力减退，屈光矫正后远视力低于 0.9。矫正视力低于或等于 0.1 者为重度弱视，视力 0.2～0.5 者为中度弱视，视力 0.6～0.8 者为轻度弱视。

2）对排列成行的视标的分辨力较单个视标差（称为拥挤现象或分开困难）。

3）多有屈光不正。

4）常伴有斜视及异常固视。

5）可有眼球震颤。

7.6.2 弱视的主要治疗方法

1）散瞳验光配镜：佩戴一副合适的眼镜，是弱视其他治疗方法的基础；不能盲目摘掉眼镜，至少每半年重新验光一次。

2）遮盖疗法：遮盖视力相对好的眼睛，强迫弱视眼使用。

3）视觉刺激疗法：对屈光不正性弱视治疗效果最好。

4）同视机训练：可以达到增视，纠正旁中心注视，训练双眼视觉，建立立体视觉的目的。

精细目力训练：可在家中配合进行，以提高治疗效果。

治疗儿童弱视后视力达到正常后要进行 1 ~ 2 个月的巩固治疗；前半年可 1 ~ 2 个月复查一次，以后每半年一次。连续复查 3 年。

7.6.3 弱视家长的责任

刚出生的孩子，虽然眼球构造正常，但功能很差，必须通过反复地看东西，不断接受外界光和物体形象的刺激才能使视觉逐步成熟。如果在孩子视觉发育的关键时期遇到阻碍，譬如度数的屈光不正或一些眼病的发生，使外界的光线对眼的刺激受阻，时间长了就会影响视觉的成熟，从而造成弱视。作为家长，应尽早地检查儿童的视力，如有怀疑要及时到医院检查，只要不错过眼球发育的关键时期，弱视是可以治疗的。

治疗弱视，一般都要戴上合适的眼镜，然后进行弱视训练，方法是定期遮住视力好的眼睛，强迫使用弱视眼，以使它的功能得到锻炼。进行弱视训练关键是持之以恒，家长不能嫌麻烦或存有“树大自然直”的侥幸心理。目前，医院采用后像法、红色眼刺激法等综合疗法治疗弱视取得了一定的效果。

家长也应注意，纠正孩子的不良生活习惯，在日常生活中看电视要有限制。电视画面跳跃闪动，切换速度非常快，会让孩子的眼睛处于紧张状态，所以要限制孩子过度看电视，每天看电视时间不应超过 30 ~ 60 分钟，还要跟电视保持 3 米左右的距离。

养成好的读书习惯。身体坐正，眼睛不要离书太近。

阳光强烈的时候注意保护孩子的眼睛。所以尽量避免让孩子接触强烈的阳光，可以给他戴个太阳镜。

弱视治疗效果与治疗年龄密切相关，年龄越小，治疗的效果越好。三四岁的学龄前儿童进行弱视训练最适宜，如果错过了这时机，到了 14 岁，由于视觉发育趋于成熟，治疗起来就困难了。

7.6.4 早期发现弱视

学龄前体检：一般的儿童尤其是幼儿园长大的儿童，3 岁时经过简单的视力教认，绝大多数都会认视力表。有条件的幼儿园要对孩子视力每年进行一次普查筛选，家长也可自购一张标准视力表，挂在光线充足的墙上，在 5 米远让孩子识别。检查时一定要分别遮眼检查，不可双眼同时看，防止单眼弱视被漏检，反复认真检查几次，若一眼视力多次检查均低于 0.8，则需带孩子到医院做进一步检查。一般认为检查最好不晚于 4 岁。

及早发现异常苗头。弱视儿童往往有除了视力低下以外的其他表现，如斜视、视物歪头、眯眼或贴得很近等。一旦发现孩子有斜视的现象，应尽早到医院眼科检查、确诊，因为约有 1/2 的斜视合并弱视。上述其他异常现象也要引起重视和注意，要到医院眼科检查是否由眼部疾病引起。

另外，对于婴幼儿和不能配合检查视力的幼儿，可作遮盖试验大致了解双眼视力情况：有意遮盖一眼，让孩子单眼视物，若很安静而遮盖另眼却哭闹不安或撕抓遮盖物，那就提示未遮盖眼视力很差，尽早到医院检查。

总之，弱视的早期发现主要靠家长、幼儿园、学校、医院的紧密配合，最主要的还是与孩子朝夕相处的家长本人。

7.6.5 弱视患儿配镜

1）延迟让孩子戴眼镜：有些家长在检测出孩子有弱视后，不太愿意让孩子过早戴眼镜，但是弱视是一种视觉神经发育不良，人的视觉神经发育关键期是在 3 ~5 岁，这就决定了弱视治疗要越早越好！

从理论上讲，8 岁儿童视力及各种视力功能可以达到成人水平，而通过视力表检查，常发现 3 岁以上儿童就基本可以达到正常，也就是说 3 岁以上儿童如果发现有屈光不正并影响视力，就应当及早验光配镜、进行矫正，切勿因为家长的误解，延误了孩子的最佳矫正时机。

2）孩子眼镜时摘时戴：这是家长最关心的问题，他们错误认为小孩子戴眼镜会影响其发育，其实对于弱视儿童而言，恰恰相反，配好的眼镜要坚持戴着，戴眼镜本身就是一种矫正，时戴时摘反而会影响矫正效果。有些家长擅自鼓励孩子在训练时少戴或不戴眼镜，结果在复查时发现小孩子视力无明显提高，经追问才查明问题就在于此，白白浪费了宝贵的半年矫正时机。

视力改善后，未及时更换眼镜度数。对于因近视、远视及散光等屈光不正引起的斜弱视，应准确验光，配镜矫正视力。

不少因屈光不正引起的斜弱视者戴镜半年就可以看到改善的效果，斜弱视程度明显降低，视力明显提高，但此时部分家长却错误地理解为“配完眼镜就好了”，或由于工作忙等原因，未及时更换小孩眼镜的度数，导致矫正效果不佳。所以戴眼镜后每隔半年就要验光一次，根据屈光度数的变化情况，及时调整眼镜度数。

3）弱视配镜的错误做法：包括视力正常后，就立刻停止戴镜及训练。这也是家长最常犯的错误之一，弱视完全矫正的标准是双眼视力均达 0.9 以上、具备良好的双眼视觉和立体视觉功能、随访 3 年无复发者。要同时具备以上三点才可以算作弱视完全矫正。很多家长甚至一些非专业验光师和验光机构，在孩子视力提高到正常水平后，没有加做双眼视合立体视功能训练，就过早停止了戴镜和训练，可谓功亏一篑，甚至视力又会下降，造成复发。弱视是一种发育性视觉障碍，家长要充分了解其矫正过程是缓慢的，视力提高也是逐步的，不能操之过急，要有耐心、恒心。

7.7　远离近视

目前，我国近视发病率高居世界第二。据教育部和卫生部的调查显示，我国近视患者人数已达 4.3 亿，占总人口比例的 33.6%，并显现出“总体人数越来越多”的趋势。全国小学生的近视率为 3.35%，初中生为 37.44%，高中生为 61.51%，大学生高达 76.74%，城市青少年的近视率高于该数字。下面就我们在日常工作中经常遇到的一些患者及其家长关于近视眼的常见问题给以解答。

（1）近视概念

在无调节状态下，来自无限远的平行光线经过眼的屈光系统折射后，在眼的视网膜前集中成焦点，而在视网膜上不能形成清楚的像即为近视或远视。近视者看近处清楚，看远处不清。

（2）近视眼的发病原因

近视眼发病的原因包括遗传因素和环境因素，有研究表明：父母双方均为近视者的子女近视率比父母一方近视或父母均不近视的孩子近视率高。如父母双方均为高度近视者，子代100%为高度近视；父母一方为高度近视者，子代50%为高度近视。青少年长期近距离读书、写作业等，眼睛不能得到及时的休息，也容易形成近视眼。

（3）近视发生的高危情况

早产儿、低体重儿、全身疾病、环境不良、情绪不良、家庭环境不良等均为近视发生的高危情况，建议有以上高危情况的青少年应定期到医学验光配镜中心进行检查。

（4）近视眼的种类

根据程度分为：轻度近视、中度近视、重度近视。

根据病因分类：轴性近视、屈光性近视。

根据性质分类：单纯性近视、病理性近视。

根据眼的静态屈光分类：真性近视、调节性近视、混合性近视。

（5）合理使用电脑

一般来说只要显示屏达到足够的刷新率，电脑本身不会对眼睛造成伤害，但如果盯着电脑屏幕太长时间将产生视疲劳综合征，包括视疲劳感、注意力难以集中、视力减退、调节功能减退等，建议每40分钟到1个小时休息10分钟，看看远处，尽量让眼睛得到休息。

（6）饮食与照明

眼睛的正常工作也需要丰富的营养。营养不良的人更容易视疲劳。人们应该多吃水果蔬菜，尤其是胡萝卜，含有视网膜和视黄质发育所需的维生素A、维生素B和维牛素C，多吃可以改善视力。同时好的照明可以保护视力，防止视疲劳的发生，从而能防止近视的加深。

（7）低度近视的孩子

发现孩子近视时，应去正规部门进行规范的散瞳验光，以确认其为真性近视还是假性近视，若判断为假性，则有可能恢复，若为真性则不可能恢复，只能通过佩戴合适的眼镜得到矫正，同时注意用眼卫生以延缓度数加深。

（8）眼睛近视后的抉择

发现孩子近视时，一定要带他（她）到正规医院由专职验光师验光配镜，医学验光是根据患者的眼部检查、屈光状态、眼位、调节力、视功能、年龄、职业、用眼习惯等十几项诊断指标而给出的科学处方，直接关系到所配眼镜的准确性和舒适性，它需要丰富的医学、视光学知识，产生的效果不仅是能看清物体，还能对眼睛起到治疗和保健作用，让眼睛享受清晰和舒适。要求美观且 18 岁以上的青少年，屈光状态稳定 2 年后，可行安全系数高的准分子激光手术治疗近视。

（9）佩戴眼镜的要求

一般而言，所有近视患者都需要佩戴眼镜，近视患者容易进入一个恶性循环，因为近视所以看书看电视很近，越近越容易视疲劳，长时间的视疲劳导致诸多眼部病变产生，佩戴眼镜可以有效调节眼睛，减轻疲劳。一般低于 200 度的近视在看远处物体时佩戴即可，看近可不戴，但高于 200 度则应经常佩戴。

（10）近视戴镜

若是戴了不合适的眼镜会引起度数加深，但若眼镜佩戴合适，不仅不会令度数加深，还能达到矫正视力、治疗眼病的目的，因为近视戴镜可减轻视疲劳。近视不戴镜，必然导致眼睛极易疲劳，其结果是促使度数日益加深。近视眼戴镜还可防治外斜、防止眼球变长、防治弱视，防止视网膜脱落、玻璃体混浊、白内障、青光眼、眼球震颤等。

（11）预防近视眼的重点人群

①有不良用眼卫生习惯及过度近距离工作者。②父母为近视者。③视力不稳定，从 1.5 降至 1.2 或 1.0 者。

（12）近视眼预防

避免连续长时间近距离用眼；积极参加户外活动；保证充足睡眠、劳逸结合、平衡饮食、合理营养；预防各种异常刺激及危险因素，如有机磷慢性中毒等；早期矫正角膜散光；不要在车上或黄昏时读书；照明要求充分与标准，光线不要过暗或过强；电视屏亮度与色调选择要适中正常，图像不清时应及时调整；保持正确的阅读姿势（距离在33厘米以上）；改善学习条件（印刷品清晰，字形标准）及书写条件（笔迹清晰，纸张白净）；积极治疗全身疾病及其他眼病，特别是青少年患有全身发热疾病期间，更应保护视力，注意用眼卫生；早期预防感染、中毒、过敏及其他非正常刺激；早产儿尽可能减少吸氧。

7.8 颈肩痛症与颈椎病的防治

为什么把颈肩痛症与颈椎病的防治放在一起说，因为颈肩痛与颈椎病的关系太紧密，太重要了，且互为因果。

颈肩痛症即颈肩部肌筋膜炎，泛指颈肩部的疼痛及不适，对常人来说，绝大多数人都经历过颈肩部疼痛，时间或长或短，症状或轻或重，影响生活、工作的程度差异较大。

颈椎病是指颈椎退行性变，椎间盘突出，骨质增生即骨赘形成，椎管内韧带肥厚，骨化引起颈部神经根、颈脊髓受压刺激，出现上肢疼痛，麻木，无力，肌肉萎缩，或四肢无力，感觉障碍，行走困难，持物不稳，甚或出现大小便功能障碍。个别患者会出现椎动脉受压，引起头晕、目眩、眼花、耳鸣、睡眠障碍等。颈椎病症状是指一组症状群，临床症状不尽相同。

颈肩痛为什么常见，颈椎病为什么发生，这与颈肩部解剖组成的功能状态有密切关系。颈肩部是人体最灵活且活动量最大的部位之一。灵活的基础是相对稳定性稍差，灵活多动是易伤生病的原因之一。颈肩部为适应其灵活多动的生理功能状态，除关节构造特殊外，肌肉分布众多，并各司其职，完成各种精确动作。人体类同一部复杂的机器，每个部件都有出现故障即生病的机会与可能。

颈椎间盘突出症是引起颈椎病的主要原因。人体颈椎共7个节段，除第1颈椎与第2颈椎之间无椎间盘外，从第2颈椎到第7颈椎每相邻两节椎体间都有一个椎间盘，即颈椎共有5个椎间盘。每个椎间盘都有可能，或一节发病，或两节发病，或多节发病。

7.8.1 颈肩痛症与颈椎病的病因

1）内因：组织结构退变，其实质含义即年龄因素。通俗地讲成年以后人体组织结构随年龄的增长其功能状态逐渐性退化，这是不可抗拒的自然规律。

2）外因：风寒湿痹劳损。风寒湿痹是环境因素，劳损主要是人为因素。颈肩部在风寒湿邪的作用下，局部血管痉挛，肌肉血循环障碍，发生渗出水肿、粘连引发疼痛和功能障碍，颈肩部肌肉病变导致肌肉力量失衡，使颈椎受力不均，长此继续，出现颈椎病。长期反复的局部劳累、外伤（或轻或重），直接损伤颈肩部结构，导致疾病发生。

7.8.2 颈肩痛症及颈椎病的诊断

颈肩部疼痛、活动受限，局部广泛性压痛，无肢体麻木、乏力，拍 X 片或 CT 检查未发现骨结构异常，即可诊断为颈肩痛症即颈肩部肌筋膜炎。

颈肩部疼痛并向手、前臂、上臂放射伴肢体麻木、乏力、肌肉萎缩，颈椎 CT 及 MRI 显示颈椎间盘突出，颈髓受压，即可诊断为颈椎病。

7.8.3 颈肩痛症及颈椎病的治疗

颈肩痛症治疗前应先由骨科医生明确诊断。治疗相对简单。①去除可能的致病因素。②局部理疗。③疼痛明显时可口服双氯芬酸片等。④急性期强调休息、制动，时间 1 ~2 周。慢性期提倡适度活动颈肩部关节，关键是适度。⑤有压痛点时可行封闭疗法。

颈椎病的治疗方法因病情轻重不同和病症类型不同各异。若是脊髓型颈椎病：四肢麻木、乏力、发僵、行走不便，且症状进行性不缓解或加重，应尽早手术治疗，确保健康安全。

神经根型颈椎病的治疗方法：①颈部制动。②颈部牵引。③专业医师按摩，前提是手法要轻柔。④更正不良休息及工作姿势。⑤症状较重，以上方案无效时，看骨科医生，给予药物治疗。⑥症状重，影响工作生活及休息，保守治疗无效，需行手术治疗。

7.8.4 颈肩痛症的预防

颈肩痛症是可防可治的，若日常留意，颈肩痛症的发生可以减少，或症状减轻。因其为自限性疾病，即自身可以缓慢恢复，故患病后无需担心。预防即针对病因采取相应措施：①避免颈肩部受风寒潮湿的侵袭。如不要正对电扇吹风，使用空调时温度不能设定过低，以 26 ~ 28 ℃为宜；过度劳累、过热时不要洗冷水浴。②不要过度劳累，有条件时注重改善工作环境，提高工作的机械化、自动化程度。③提倡工间休息和工间操制度。④避免意外伤害，保障工作生产安全。⑤规范工作流程、熟练工作操作技巧。⑥充分保障合理休息。⑦预防性颈肩部按摩，即同事、伙伴、同学、夫妻、家人之间在劳累后互相按摩，减轻疲劳，增进友谊，保障健康，有益于工作。

7.8.5 颈椎病的预防

颈椎病发生率随年龄增长而增加。随年龄的增长颈椎间盘发生退行性变，几乎是不可避免的，但如果生活与工作中注意避免促进椎间盘退行性变的一些因素，则有助于防止颈椎病的发生与发展。

（1）正确认识颈椎病

颈椎病病程比较长，椎间盘的退变、骨刺的生长、韧带钙化等与年龄增长、机体老化有关。病情常有反复，发作时症状可能比较重，影响日常生活和休息。因此，一方面要消除恐惧悲观心理，另一方面要防止得过且过的心态，放弃积极治疗。

（2）关于休息

颈椎病急性发作期或初次发作的患者，要适当注意休息，病情严重者要卧床休息 2 ~ 3 周。从颈椎病的预防角度说，应该选择有利于病情稳定，有利于保持脊柱平衡的床铺为佳。枕头的位置、形状与选料要有所选择，也需要一个良好的睡眠体位，做到既要维持整个脊柱的生理曲度，又应使患者感到舒适，达到使全身肌肉松弛、调整关节生理状态的作用。

1）医疗体育保健操的锻炼：无任何颈椎病的症状者，可以每日早、晚各数次进行缓慢屈、伸、左右侧屈及旋转颈部的运动。加强颈背肌肉等长抗阻收缩锻炼。颈椎患者戒烟或减少吸烟对其缓解症状，逐步康复，意义重大。避免过度劳累而致咽喉部的反复感染炎症，避免过度负重和人体振动而减少对椎间盘的冲击。

2）避免长期低头姿势：要避免长时间低头工作，银行与财会专业人士、办公室伏案工作、电脑操作人员，这种体位使颈部肌肉、韧带长时间受到牵拉而劳损，促使颈椎椎间盘发生蜕变。工作 1 小时左右后改变一下体位。改变不良的工作和生活习惯，如卧在床上阅读、看电视等。

3）颈部放置在生理状态下休息：一般成年人颈部垫高约 10 厘米较好，高枕使颈部处于屈伸状态，其结果与低头姿势相同。侧卧时，枕头要加高至头部出现侧屈的高度。

4）避免放置在非生理状态下休息：乘车外出应系好安全带并避免在车上睡觉，以免急刹车时因颈部肌肉松弛而损伤颈椎。

5）避免风寒、潮湿：夏天注意避免风扇、空调直接吹向颈部，出汗后不要直接吹冷风，或用冷水冲洗头部颈部，或在凉枕上睡觉。

6）重视青少年颈椎健康：随着青少年学业竞争压力的加剧，长时间地看书学习对广大青少年的颈椎健康造成了极大危害，从而出现颈椎病发病低龄化的趋势。建议在中小学乃至大学中，大力宣传有关颈椎的保健知识，教育学生们树立颈椎的保健知识，重视颈椎健康，树立科学学习、健康学习的理念，从源头上堵截颈椎病。

7.9 乳腺疾病的预防

乳房是女性第二性征的重要标志，被形象地称为女人的第二张脸，拥有一对丰满、对称而外形漂亮的乳房也是女子健美的标志。不少女性因为对自己乳房外形的不满意而寻求各种改变方法，甚至不惜采取手术隆胸使其达到满意的程度，以展示自己女性的魅力。因此，可以说，乳房是女性形体美的一个重要组成部分，但其在古代受传统文化思想束缚，人们有意回避丰胸，甚至采取极端的方法进行束胸。

2007年5月，电视剧《红楼梦》中林黛玉扮演者陈晓旭因乳腺癌去世，从此"林妹妹"在人间消失，令人遗憾的凄凉结局给我们敲响了警钟。2007年，《遇上你是我的缘》歌曲演唱者37岁的叶凡去世，乳腺癌粉红杀手再次夺走了年轻美丽的生命。蔡琴、叶丽仪、奥黛丽·赫本、南希·里根，这些名人都是乳腺癌患者。安吉丽娜·朱莉因存在乳腺癌高危因素而行预防性乳房全切术，乳房对于女人来说，不仅关乎美丽，更是关乎生命!

7.9.1 乳房的发育

1）婴儿期：整个婴幼儿期乳房都处于静止状态。但出生一周左右，有60%的初生儿乳头下面出现蚕豆大小的硬结，双侧乳腺肿大，有时甚至有少量分泌物溢出。别挤、别揉，听之任之。大约3周以后，婴儿自己调整好体内平衡，乳房自然恢复正常并进入静止期。

2）少女期：从9~10岁开始，乳房因卵巢分泌激素的刺激，出现乳核，并慢慢增大，到15岁时基本成型。

3）成年期：乳房在月经前7~10天，受体内雌激素影响乳腺小叶肿胀，导管扩张，乳房胀痛，直到月经来潮激素水平下降，乳房逐渐复原，至月经后7~8天恢复正常。

4）妊娠时：受体内雌、孕激素的影响开始增大，妊娠期乳腺发育的程度是决定乳汁分泌多少的重要因素之一。

5）哺乳时：产后2~3天，在催乳素的作用下，各乳腺小叶分泌活动增加，交替分泌乳汁，乳房迅速胀大而坚实。随着规律哺乳的建立，乳房会规律地充盈、排空，再充盈、再排空。

6）中年以后：由于卵巢分泌的激素开始减少，乳房缺乏雌激素的刺激逐渐萎缩，腺体逐渐被脂肪组织代替，乳房体积变小，即使增大也是脂肪在增加。

7.9.2 乳房的生理功能

1）哺乳：是乳房最基本的生理功能，乳房是哺乳动物所特有的哺育后代的器官，在产后大量激素作用及婴儿的吸吮刺激下，乳房规律地产生并排出乳汁。

2）第二性征：乳房是女性第二性征的重要标志，乳房发育是女孩子青春期的开始，拥有一对丰满、健康的乳房是女性健康的标志。

3）参与性活动：在性生活中，乳房是女性除生殖器以外最敏感的器官，在触摸、爱抚、亲吻等性刺激时，乳房的反应可表现为：乳头勃起，乳房静脉充血、胀大等，乳房在整个性生活中占重要地位。

7.9.3 乳腺增生症

乳腺增生是女性最常见的乳房疾病，可发生于青春期以后的任何年龄。该病的发病率正逐年上升，而且有低龄化的趋势，乳腺增生本质上既不是炎症，也不是肿瘤，而是乳腺正常组织结构的紊乱。乳腺增生主要表现在以下几个方面。

1）乳房疼痛：一侧或两侧乳房胀痛，刺痛或隐痛不适。疼痛以乳房肿块为主，可向腋窝、肩背、上肢放射，也有的表现为乳头疼痛或瘙痒，疼痛随着情绪与月经周期变化而波动，常于月经前或生气时、郁闷时加重，月经来潮后疼痛明显减轻或消失。

2）乳房肿块：一侧或两侧乳房，单个或多个肿块。好发于乳房的外上方，呈片块状，结节状，颗粒状或条索状，以片块状多见。肿块边界不清，活动与周围组织无粘连，可有触痛，并且大小不一，小者如沙粒，大者可超过 3 ~ 4 厘米。一般来说，乳房肿块在月经前增大，月经来潮后缩小变软。

3）伴随症状：乳腺增生症病程长，发展缓慢，患者常感觉情绪不畅或心烦易怒，少数患者乳头溢出棕色或淡黄色液体。该病患者还可出现月经时间不准确，量少或色淡，可伴痛经。也有的人什么症状都没有。

7.9.4 乳腺增生诱因

1）长期情绪不良：多数有情绪焦虑、紧张、不安、易怒等个性的患者，她们对外界各种刺激缺乏冷静的思索，反应过于强烈，情绪激发后很难平静下来。由于强烈的情绪反应而影响了正常的社会适应，使其经常处于心境恶劣状态，从而导致丘脑 - 垂体 - 卵巢轴功能的紊乱，造成雌激素偏高，黄体酮不足，引起乳房结构的紊乱，而致乳腺小叶增生。

2）高龄未婚、初产年龄过大：从临床资料看，高龄未婚和初产年龄过大的女性的乳房小叶增生发病率高于适龄婚育的女性。

3）多次流产：因为怀孕6周时，胚胎绒毛分泌的雌激素和孕激素会刺激乳腺增生，若多次做人流，增生的乳腺组织不易萎缩，更难恢复原状而形成乳腺小叶增生。

4）性生活过少：乳房对女性来讲，不仅是哺乳器官，同时也是一种性器官。性生活时，乳房也会发生周期性变化，处于兴奋时，乳房静脉充血，乳房增大、丰满，乳晕充血，乳头勃起，性高潮后，上述表现逐渐恢复。这些反应对乳腺功能是一种调节。如果长期缺乏性生活，容易诱发乳腺小叶增生和乳腺癌的发生。

5）产后不哺乳：母乳喂养能增加婴儿的抵抗力，增进母婴感情交流，还能降低乳腺增生和乳腺癌的发病率。

7.9.5 预防乳腺疾病的注意事项

乳房增添了女性的魅力，塑造了她们的柔美曲线，它是女性哺乳和维持正常的生理功能所不可缺少的，可是不断年轻化的乳腺病严重影响着女性的健康，因此我们要用心呵护它的健康。然而在日常生活中一些看似不起眼的习惯却会对乳房造成很大的伤害。含有雌激素的食品和丰胸药物对乳腺的伤害特别大。妇科专家讲，很多水果、蔬菜，特别是反季果蔬中含有大量雌激素，造成儿童性早熟、乳腺提前发育，使乳腺增生年轻化。乳腺癌是雌激素依赖性肿瘤，异常高的雌激素可能导致乳腺细胞增生和改变而发生乳腺癌。一些更年期的女性长期服用含有雌激素的保健品，乳癌发病率为未服雌激素者的2.5倍。因此，预防乳腺疾病要做到下几项：

1）不生气：乳腺增生疾病的发生离不开一个“气”字，过度紧张、压力过大、忧虑悲伤、生气等都是导致疾病的病因。

2）科学饮食：克服不良的饮食习惯和嗜好，少吃油炸食品、动物脂肪、甜食及过多进补食品。多吃蔬菜、水果、粗粮、豆制品、核桃、黑芝麻、黑木耳、蘑菇、鱼、瘦肉、乳制品。常吃海带、橘子、橘饼、牡蛎等具有行气散结作用的食物，避免食用生冷和辛辣刺激性的食物。

3）睡觉的姿势以仰卧为好，以免挤压乳房。

4）每日清晨或夜晚做深呼吸 20 次，可使胸部得到锻炼。

5）少穿束胸或紧身衣：合理使用文胸，使乳房得到很好的固定和支撑。最好能选用柔软、透气、吸水性强的棉制文胸。平时能不戴文胸时尽量不戴，不要戴文胸睡觉。研究发现，每天戴文胸超过 12 小时的女性，患乳腺癌的可能性比短时间戴或根本不戴文胸的人高出 20 倍以上。

6）生活要有规律：劳逸结合，保持性生活和谐，规律的性生活能促进乳房的血液循环、性激素分泌的增加，有利于女性乳房的健康。

7）避免雌激素的摄入：慎用含雌激素类药物和保健品，慎用丰胸产品，如避孕药及含有雌激素的化妆品，不吃用雌激素喂养的鸡、牛肉。

8）避免人流，产妇多喂奶：提倡母乳喂养，维护乳房的正常生理功能。

9）每月进行乳房自检，每年进行专业检查：一般月经后的1 ~ 2 周是检查的最佳时期，如果发现乳房有肿块、乳房局部皮肤或乳头凹陷、腋窝淋巴结肿大时，一定要及时就诊。

7.9.6 乳腺疾病自查方法

对于乳腺增生，女性朋友们既不能置之不理，认为不疼不痒就不是毛病，也不要有思想负担，认为得了乳腺增生就是得了癌症。提倡 25 岁以上女性一定要每月自查乳房。40 岁以上的乳腺增生患者应该每年去医院做一次专科检查，必要时做 B 超、红外线乳透或钼靶照相检查乳腺疾病。

乳房自查的最佳时间：应先在月经干净 3 ~ 5 天或月经开始起的 9 ~ 11 天进行。因为月经前乳腺组织受卵巢激素的影响，乳腺组织增生肥厚，处于充血状态，并伴有压痛和胀痛，此时检查不易准确，容易误诊或漏诊；而且月经开始的 9 ~ 11 天或干净后 3 ~ 5 天是乳腺受激素的影响最小，腺体组织最薄、最软的时期，便于触摸，是最佳的检查时机。

乳房自查的方法主要包括观看和触摸两个方面，但必须讲究技巧才能事半功倍：

第一步，观看。

要看自己的两个乳房是否对称，皮肤的色泽有无改变，乳头是否有内陷或溢液。

第二步，触摸，检查乳房内是否有肿块。

指法：触摸时手掌要平伸，四指并拢，用最敏感的食指、中指、无名指的末端指腹按顺序轻扪乳房。

检查范围：外上、外下、内下、内上区域，最后是乳房中间的乳头及乳晕区。

易犯错误：检查时不可用手指抓捏乳腺组织，否则会把抓捏到的乳腺组织误认为肿块。

易疏忽的部位：由于乳房的外上部分可延伸至腋下，检查时不能忽略。

双手配合：小的肿块不易被触摸到，检查时可用左手托住乳房，用右手扪查。乳房下部的肿块常被下垂的乳房所掩盖，可托起乳房或平卧举臂，用另一手检查。

体位配合：深部肿块如扪按不到时，可采取前弓腰位检查。

7.10 痔疮

痔，俗称痔疮，因为有着“十人九痔”的普遍性特点，而被广泛认知。从古至今，无论是皇亲国戚、政要名人还是普通百姓，患者无不被其折磨得寝食难安，但又因其所患部位的特殊性而成为“有痔之士”的难齿之疾。拿破仑曾因痔疮发作连战马都不能骑，严重时靠吸食鸦片减轻痛苦；胡适也因痔疮而多处求医……时至今日仍有不少“有痔之士”因痔带来的痛苦而烦恼。

人类的直立行走使人类双手得以解放，从事更加细致、更精密的事情，大脑也越来越发达，人类也越来越有智慧，逐渐成为地球上统领万物的“领主”；同时人类因直立行走后，心脏抬高，造成直肠下段的血管和心脏的上下距离差加大，痔静脉的血液无法克服地心引力而正常回流到心脏，从而使痔静脉的血管曲张，形成痔；相反爬行动物因为臀部高度和心脏高度相差不大，静脉回流顺畅而没有痔形成。

痔和人类历史一样悠久，关于痔的记载也是缤纷多彩。我国最早的记载是在夏商时期的甲骨文中。其中关于痔的最恶心的记载见于《庄子·杂篇·列御寇》：秦王有病召医，破痈溃痤者得车一乘，舐痔者得车五乘。所治愈下，得车愈多。这也算秦王独特的关于痔的治疗方法。

在西方，痔疮也不甘寂寞地困扰着人们的日常生活，一代战将拿破仑也没逃脱痔疮的袭扰：众所周知，拿破仑靠着他那卓越的军事才能东征西战，建立法兰西帝国，并让当时的法国称雄欧洲，但是在1815年的滑铁卢之战中败北，从此一蹶不振，进而沦落到被流放的结局。虽然拿破仑的时代已随着时间车轮的滚动淹没在历史的尘埃中，但拿破仑横刀立马征战天下的雄姿永远记在史册之中，关于他那些经典战役仍被历史学家所研究，其中滑铁卢之战更是历史学家关注的重点。一直以来，对于滑铁卢战役的失败原因众说纷纭，多数学者认为是由于拿破仑·波拿巴指挥失当，导致兵力分散，才没有及时歼灭敌军。近日有学者提出，拿破仑兵败滑铁卢其实另有隐情。长时间东征西讨的军旅生活让拿破仑的生活作息极不规律，28岁就患上了严重的便秘及痔疮。在滑铁卢战役中，拿破仑被痔疮折磨得痛苦不堪，晚上无法入眠，于是他将一支至关重要的军队交给了格鲁西元帅，而他却需要抽鸦片镇痛后才入睡。鸦片的嗜睡作用让拿破仑在第二天中午才重新指挥作战，此时战机已逝，法军溃败，拿破仑的法兰西帝国宣告终结。

千里之堤毁于蚁穴，痔疮病虽小，但它带来的痛苦在某些关键时候却影响着人的命运，但医学界却没有因为痔“小”而忽略它，相反，对它的研究却贯穿古今。

我国的中医典籍《黄帝内经》，阐述了痔疮的主要成因。如《素问·生气通天论》中说：“因而饱食，筋脉横解，肠澼为痔。”秦汉时期，在《五十二病方》中，将痔分为四类，首先描述了痔的症状和痔的结扎术。到了清代，《外科大成》和《医宗金鉴》中，对痔疮的病因病机和辨证施治的论述更为详细而系统，并分痔为二十四种。《马氏痔瘘科七十二种》更是将痔分为七十二种，对各种痔进行了专门的论述。由此可见，祖国医学在数千年的临床实践中，对痔的认识是非常深刻的，积累了丰富而宝贵的临床经验。

同样的研究在西方医学界也在进行中。痔在西方医学中起源于古希腊语，意指动不动就出血的静脉。现代医学沿用了古老的词汇，认为静脉参与了痔的形成。并形成了三种学说：

1）静脉曲张学说：从18世纪以来，人们认为痔的基本病理变化是持续性痔静脉内压力增加，回流障碍，导致局部静脉曲张和扩张。

2）血管增生学说：19世纪，Crurei Lhier等人提出痔是直肠黏膜下层产生的与勃起组织相似的病理改变。

3）肛垫下移学说：Thomson于1975年首次提出了肛垫学说。他认为，痔是人人皆有的正常解剖结构，痔不是曲张静脉，确切地讲是血管垫，是胎生期就已存在的解剖学实体，不能认为是一种病，只有肛垫组织发生异常并合并症状时，才能称为痔病，才需要治疗，治疗的目的是解除症状，而非消除痔体。

4）关于痔的学说可谓是众说纷纭，但是对痔疮临床上的分类却是大体相同，痔按发生部位的不同分为内痔、外痔和混合痔。在位于肛管皮肤与直肠黏膜相连处有一条可见锯齿状的线叫肛管齿状线。在齿状线以上的为内痔；在齿状线以下的为外痔；兼有内痔和外痔的为混合痔。内痔的常见症状为出血、脱垂、肿胀、疼痛。分为4度：

Ⅰ度：便时带血、滴血，便后出血可自行停止；无痔脱出。

Ⅱ度：常有便血；排便时有痔脱出，便后可自行还纳。

Ⅲ度：可有便血；排便或久站及咳嗽、劳累、负重时有痔脱出，需用手还纳。

Ⅳ度：可有便血，痔持续脱出或还纳后易脱出。

外痔平时无特殊症状，发生血栓及炎症可有肿胀、疼痛。

混合痔主要表现为内痔和外痔的症状同时存在。

对于痔疮的治疗也是“八仙过海，各显神通”，纳肛的栓剂、外涂的膏剂、坐浴的洗剂、活血化瘀的口服片剂以及目前比较先进的激光治疗、冷冻疗法、直流电疗法和铜离子电化学疗法、微波热凝疗法、红外线凝固治疗等方法，虽然方法多种多样，但是效果却是差强人意，效果比较明显的疗法还得首推手术治疗。

虽然痔疮的治疗方法多种多样，但是并不是所有的痔疮都需要治疗，痔疮在治疗上的准则是：无症状的痔疮能够不治；有症状的痔疮，能够通过使用药物或手术治疗。治疗的目标是消除或减轻症状，让痔疮不影响人们的正常生活。但是所有的治疗只是一种手段，从源头上预防才是关键：首先，从建立良好的生活习惯开始，避免精神紧张和焦虑，每天注意进食足够的蔬菜、水果，以补充纤维素。对于长时间需要坐立的人，应定时起来活动，改变姿势。其次，要养成每天喝水的好习惯，每天至少饮用6 杯水。定时或及时排便，避免蹲坐过久。一定要改掉上厕所"一心二用"的不良习惯，不要过于珍惜上厕所的时间——上厕所看书、看报，甚至解较难的数学问题等。

虽然"痔"同道合的人很多，但万不可因自己和别人有相似的症状就轻易将自己也归入了有"痔"之士的队伍之中，因为有一种癌症和痔疮的表现很相似，那就是直肠癌，后者也有大便带血等症状。所以当有大便带血、排便习惯改变等异常表现时，去找专科医生就诊，不可认为痔小而忽略它，不然会因为"小"而失去最佳治疗时机，到最后抱恨终生。

7.11 肝病

肝脏具有以下几项生理功能：

（1）分泌胆汁

每日有600～1 000 毫升的胆汁从肝脏持续分泌出来，由胆管流入十二指肠，帮助脂肪消化以及脂溶性维生素 A、维生素 D、维生素 E、维生素 K 的吸收。

（2）代谢功能

食物消化后，由肠道吸收的营养物质经门静脉系统进入肝脏。肝脏能将碳水化合物、蛋白质和脂肪转化为糖原，储存于肝内。当血糖减少时，又将糖原分解为葡萄糖，释放入血液。

（3）凝血功能

肝脏是合成或产生许多凝血物质的场所。除纤维蛋白原、凝血酶原的合成外，还产生凝血因子Ⅴ、Ⅶ、Ⅷ、Ⅸ、Ⅹ、Ⅺ和Ⅻ。另外，储存在肝脏的维生素K 对凝血酶原和凝血因子Ⅶ、Ⅸ、Ⅹ的合成是不可缺少的。

（4）解毒作用

代谢过程中产生的毒物或外来的毒物，在肝内主要通过分解、氧化和结合等方式而成为无毒无害的物质。参与结合方式的主要是葡萄糖醛酸、甘氨酸等，与毒物结合后使之失去毒性或排出体外。

（5）吞噬或免疫作用

肝脏通过网状内皮系统的 Kupffer 细胞的吞噬作用，将细菌、色素和其他碎屑从血液中除去。

我国是病毒性肝炎高发区，全国每年发生急性病毒性肝炎约 120 万例，其中 50% 为甲型，25% 为乙型，5% 为丙型，10% 为戊型，余 10% 为己型、庚型。我国慢性肝炎患者约 1 200 万例，每年死于肝病者约 30 万例，其中 50% 为原发性肝细胞癌，绝大多数与乙肝、丙肝有关。根据现有调查推算，我国有 1.2 亿人携带乙肝病毒，3 800 万人携带丙肝病毒。

那么，什么是肝炎、病毒性肝炎？肝炎是指肝脏发炎。看似很简单，实则很复杂。它包括多种病因不同的肝炎。但日常生活中由于病毒性肝炎最常见，大家对它也最熟悉，因此人们习惯地把病毒性肝炎简称为肝炎。

病毒性肝炎是临床上常见的一种肝脏受损为主，免疫功能失调的传染性疾病。它具有发病率高、病程长、病势反复性强、危害性较大的特点，若不进行有效及时的治疗，极易转变为肝硬化及肝癌。

引起肝炎的原因有哪些？

肝炎就是肝脏发炎。引起肝脏发炎的原因有很多，常见的有：

1）病毒感染：由多种肝炎病毒引起。具有传染性强，传播途径复杂，流行面广泛，发病率高等特点。

2）药物或化学毒物：许多药物和化学毒物都可引起肝脏损伤，发生药物性肝炎或中毒性肝炎。长期服用或反复接触药物和化学毒物，可导致慢性肝炎，甚至肝硬化。

3）酗酒：酒精能够引起肝炎。主要是由于酒精（乙醇）及其代谢产物乙醛的毒性对肝细胞直接损害造成的。

4）其他：很多全身性传染病都可侵犯肝脏，如 EB 病毒、细菌性传染病中的伤寒等，都可以引起血清转氨酶的升高或其他肝功能异常。但因这些疾病都有各自的特殊表现，而肝脏发炎仅仅是疾病中的一部分表现，故诊断多不困难，较少误诊为“肝炎”。

7.11.1 甲型病毒性肝炎

（1）甲型病毒性肝炎概念

甲型病毒性肝炎（简称甲肝）为甲型肝炎病毒（HAV）感染引起的较常见的肠道传染病，多见于儿童及青少年，一般潜伏期为2～6周。本病在临床上分为急性黄疸型、急性无黄疸型、淤胆型与重症型四个类型，病程为2～4个月。冬春季节是甲肝发病的高峰期。

（2）甲肝的临床症状

甲型肝炎临床上表现为急性起病，有畏寒、发热、腹痛、腹泻、消化不良、食欲减退、恶心、疲乏、肝大及肝功能异常等。初起时往往误认为感冒，容易被人忽视，延误病情，继而引起暴发或散发流行。83%左右的甲肝患者有发热（大多在38～39℃），平均发热3天，但也有15%的患者发热超过5天。90%的患者有黄疸，消化道症状较重，ALT升高的幅度大、800～2 000单位/升可占55%。

（3）甲肝的传播途径

甲型肝炎传染源通常是急性患者和亚临床感染者，患者自潜伏末期至发病后10天传染性最大，粪－口途径是其主要传播途径，水、食物是暴发性流行的主要方式，日常生活接触是散发病例的主要传播途径。有报道甲型肝炎亦可通过血液传播和垂直传播，尚待进一步研究。

（4）甲肝的预防

除了积极做好“病从口入”的预防外，可以接种甲肝疫苗，接种后产生的免疫力接近100%。只要在胳膊上注射一次，便可使机体产生能预防甲肝的免疫能力，不会感染上甲肝。

（5）甲肝的预后

甲肝为自限性疾病，只要及时住院进行隔离治疗，预后良好，能完全治愈，无慢性化。

（6）甲肝的治疗原则

甲肝的治疗原则应以休息、营养为主，辅以适当药物，避免饮酒、疲劳和使用损肝药物。

（7）甲肝其他影响

甲、乙、丙、丁、戊型肝炎是由5种不同的肝炎病毒所引起的。因此，得了其中任何一种肝炎痊愈后，只能产生对所患的肝炎病毒的免疫力，而不能抵抗其他肝炎病毒。因此，一种肝炎病毒感染后还可重叠感染其他肝炎病毒。

（8）甲肝患者大学就业

甲型、戊型肝炎均为急性一过性疾病。绝大多数人患此两型肝炎后，体内都会产生相应的抗体，从而消灭病毒，疾病自愈，一般不存在慢性化及携带病毒的现象。所以只要症状缓解、肝功能正常就可以考大学或从事饮食、托幼、教师等工作。

（9）孕妇甲肝对母婴的影响

怀孕早期得了甲肝后，对胎儿没有什么影响。因为胎儿在子宫内受到子宫、胎膜等的层层隔离和保护，孕妇和胎儿之间的血液不是直接沟通的，而且甲型肝炎病毒不能通过胎盘从母体进入胎儿体内，所以胎儿不会受到感染，也不会发生畸形，当然也不必行人工流产了。然而甲肝对孕妇本身会带来一定影响，容易演变为重症肝炎。越是妊娠后期，影响越严重。分娩时易导致大出血，产后易继发其他感染。演变为重症肝炎不但危及孕妇生命，胎儿也常突然死亡。因此，妊娠时患了肝炎必须住院治疗。产妇得了肝炎，不能再给婴儿哺乳。

7.11.2 乙型病毒性肝炎

（1）乙型病毒性肝炎概念

乙型病毒性肝炎简称乙肝，是由乙型肝炎病毒（HBV）引起，通过血液与体液传播，具有慢性携带状态的传染病，临床表现多样化，包括急性、慢性、淤胆型和重症型肝炎，容易发展为慢性肝炎和肝硬化，少数病例可转变为原发性肝细胞癌。本病在我国广泛流行，人群感染率达60%，HBsAg阳性率为10%～15%。是当前危害人民健康最严重的传染病。

（2）乙肝的传播途径

1）血源性传播：接受被乙肝病毒污染的血液或血制品。

2）母婴传播：乙肝病毒能通过胎盘传播（宫内传播），或在孕妇分娩时从产道传播（围产期传播）。

3）医源性传播：如医疗器械被乙肝病毒污染而未经消毒或处理不当可造成传播。

4）性接触传播：性乱交、同性恋性接触及夫妻之间性生活未采取防护措施。

5）密切接触传播：乙肝患者或携带者的血液、精液、阴道分泌物、乳汁都可能含有乙肝病毒，可污染器具、物品具有传染性。

（3）“大三阳”与“小三阳”

人体血液中 HBsAg、HBeAg、HBcAb 阳性为“大三阳”。HBsAg、HBeAb、HBcAb 阳性为“小三阳”。

（4）乙肝患者禁忌

乙型肝炎表面抗原携带者除不能献血外，可照常工作和学习，一般不必治疗，但必须注意下列几点：

1）定期（3～6 个月）复查，包括肝功能、B 超、AFP（甲胎蛋白）及白细胞、血小板。一旦发现异常，就需根据不同情况进行治疗。虽然肝功能检查正常，但肝、脾大或白细胞、血小板减少也应引起重视。进行必要的治疗。

2）忌酒。

3）生活要有规律，勿过累。

4）注意个人卫生和月经周期卫生，防止唾液、血液污染周围环境、感染他人，所用食具、刮刀修面用具、牙刷、盥洗用品应与别人分开。

5）如 HBeAg 阳性或 HBV DNA 阳性，则不宜从事接触直接入口食品、食具和婴幼儿工作。要知道无症状 HBsAg 携带者中有一部分人的肝脏可能有炎症，实际上为慢性肝炎；也有一部分携带者在某一时期可能会发病，母婴传染的携带者常常在青春期前后发病。一般认为 30 岁以上携带者发病的可能性明显减少。

（5）对乙肝携带者的限制

由于人们对乙型肝炎表面抗原携带者的认识不够全面，以致一些乙型肝炎表面抗原携带者中的青年在升学、就业、结婚甚至出国等方面都发生了各式各样的问题，其实有些问题并非那么严重。乙型肝炎表面抗原携带者约占我国总人口的

10%，他们中不乏科学家、名演员和为国争光的优秀运动员。除了某些行业，如幼儿师范、护士、饮食服务等外，对升学、就业，甚至出国不应有太多的限制。这是因为乙肝的传染主要通过血液，偶尔通过唾液、精液传染，日常生活中一般接触不太可能传染给别人。至于结婚，只要对方抗 HBsAb 阳性，或 HBsAg 阳性，就不存在相互传染的问题。如果对方乙肝标志全部阴性，建议注射乙肝疫苗后再结婚。

（6）乙肝病毒携带者入学就业注意事项

乙型肝炎的传染性较弱，一般接触不易被感染。目前，国家已有明文规定保障乙肝患者正常升学、就业的权利。因此乙型肝炎患者只要身体状况允许，是可以正常入学并参加工作的。但在选择职业时，要注意不宜从事餐饮、保育员等工作，其他职业均可参加。学校和单位也不应因为 HBsAg 阳性而拒绝接受这些人员入学或工作。

（7）乙肝病毒携带者与慢性乙型肝炎的区别

乙型肝炎病毒携带者与慢性肝炎的主要区别在于前者没有或很少引起肝细胞的损伤，后者引起肝细胞的损伤并表现出肝功能异常及相应的临床症状。

（8）肝硬化的预防

乙型肝炎发展成为肝硬化的原因是肝细胞不断地坏死。肝细胞坏死后，正常的肝组织发生“塌陷”，机体的再生功能就会再生出一些纤维，来充填“塌陷”的部位。这是机体对坏死的组织的一种正常代偿功能，代表坏死部位的愈合，是好事。但是，如果肝细胞不断地坏死，肝脏内不断地再生纤维，这些纤维取代了大部分的肝组织，而它们又没有正常肝细胞的功能，肝脏变得又硬又小，这就形成了肝硬化。因此，预防乙型肝炎患者发展为肝硬化的关键在于阻断肝细胞的坏死。这就是说要保证肝功能的正常。肝功能异常就是肝细胞坏死的标志。因此，乙型肝炎患者一定要定期检查肝功能，一旦肝功能异常就要及时治疗。另外，中药中的一些活血化瘀药（丹参等）、滋补药（冬虫夏草、鳖甲等）均有软化肝脏，减少肝内纤维生成的作用。

（9）乙肝患者的结婚生育

1）急性乙肝恢复期、慢性迁延期肝炎、慢性活动性肝炎，以及活动性肝硬化在肝功能恢复正常后连续化验肝功能六个月及一两年内均正常、乙肝病毒复制指标阴转，可以结婚。

2）肝功能一贯正常，仅乙肝“两对半”呈“大三阳”的乙肝患者也暂不宜结婚或过性生活，若婚后才发生一方呈“大三阳”时，而对方“两对半”全阴性，待全阴性者产生足够的保护性抗体时，才有可能不被对方乙肝病毒感染，但只能保持3~5年。在一方病毒复制指标未转阴前，应采取避孕措施（若患者为男方，应使用避孕套），并积极采取抗病毒治疗。

3）单项 HBsAg 阳性者，原则上可以结婚。但也非绝无传染性，应产生足够保护性抗体时再结婚。

4）慢性表面抗原 HBsAg 携带者若仅 HBeAb 一项阳性者可以结婚。

5）“两对半”中 HBsAg、HBcAb、HBsAb 阳性或 HBsAg、HBsAb 阳性者，若 HBeAb 滴度高，可能有传染性。等 HBeAb 滴度明显下降后再结婚。

6）即使只有 HBsAg 或 HBeAb 单项阳性的患者，或者 HBeAg、HBcAb、HBsAb阳性或 HBeAg、HBsAb 阳性的患者，虽可结婚，但性生活应有节制。

7）父母或家庭中如有明显肝硬化、肝癌遗传倾向的乙肝患者，婚后最好不要生育。

（10）父亲携带乙肝病毒的影响

父亲为乙肝病毒携带者，对胎儿及子女的影响有两种。一种是造成乙型肝炎病毒的传播。除母婴传播外，父亲也有垂直传播的可能，但概率远比母婴传播小。其传播途径主要是产后密切接触传播。另一种是把乙肝病毒的易感基因遗传给下一代，使其子女容易感染乙肝病毒。因此，父亲为乙肝病毒携带者，孩子也应注射乙肝疫苗。

（11）乙肝的愈合

一般急性肝炎治愈后，需1个月后复查一次肝功能；急性乙肝肝功能正常可3~6个月查一次肝功能和乙肝五项。

如有并发症的慢性肝炎，或肝硬化腹水患者，除1~3个月复查一次肝功能外，3~6个月要做一次病毒指标检查，每年至少做一次甲胎蛋白和肝脏B超检查，同时还应检测蛋白比值，以观察有无蛋白比值倒置与脾功能亢进。

随时检查：如再次出现乏力，食欲减退，尿黄、尿少、腹胀等情况时须及时到医院检查。

检测肝功能所需用血量甚少，不影响身体的新陈代谢与防疫功能。为了动态观察肝脏功能的变化，定期抽取少量血液检查是必要的。

（12）肝炎患者的运动

肝炎患者的急性期、慢性肝炎的活动期，应卧床休息，即以“静”为主，这样增加肝脏血液循环。实验证明卧床时出入肝脏的血流量比站立时至少多40%，这样有利于肝脏的营养与修复。但当症状缓解，黄疸消退，疾病进入恢复期时，此时转氨酶虽仍未完全恢复正常也不必继续卧床了，要“动静结合”，逐渐开始散步、做操，进而做些家务劳动等，以活动后不出现疲劳、微微出汗为标准。要循序渐进地增加运动量。运动可增加食欲，使人精神饱满、心情舒畅，有利于肝病的恢复。

（13）肝炎患者如何预防肝癌

乙肝和丙肝都是肝癌的发病原因之一。肝炎患者预防肝癌发生的措施有以下几条：

1）早期积极抗病毒，调节机体免疫功能。

2）阻断肝细胞的不断坏死（有坏死就会有增生，增生过度就会癌变）。

3）晚期经常复查肝癌的血清学指标，如甲胎蛋白和B超，一旦有问题早期治疗。

4）保持心情舒畅，不要过度紧张，对肝炎要有正确的认识。

7.11.3 丙型病毒性肝炎

（1）丙型病毒性肝炎概念

丙型病毒性肝炎（简称丙肝）由丙型肝炎病毒（HCV）感染所致。HCV是1989年由美国Choo等在受感染的黑猩猩血液标本中找到的，命名为丙型肝炎病毒。丙肝主要由血液或体液传播，占输血后肝炎的70%。HCV携带者在我国较HBV携带者为少，在健康人群中抗HCV阳性率为0.7%～3.1%。

（2）丙肝的临床表现特征

1）丙型肝炎具有一定的潜伏期，短则几个月，长则达十余年之久。

2）丙肝较乙肝为轻，多为亚临床无黄疸型，转氨酶峰值较低，大多数患者不易被发现。

3）丙肝常见单项转氨酶（ALT）升高，且长期持续不降或反复波动。

4）短潜伏期丙肝，病情较重，症状突出，常有黄疸，但较少发展为慢性化。长潜伏期和轻型或无黄疸型丙型肝炎，易发展成慢性。

（3）丙肝的主要传播途径

1）经血传播：HCV 主要经血液或血液制品传播。不仅因输全血可以引起，而且仅输新鲜血浆、凝血因子、血小板浓缩液、白蛋白等也有可能引起输血后丙型肝炎。受血次数越多，肝炎病毒感染率越高。

2）性接触传播：研究发现丙型肝炎发病与性接触尤其与接触多个性伙伴明显相关。

3）母婴传播：此种途径较少见，主要是家庭水平传播。

4）日常生活接触：经检验，丙型肝炎患者的精液、唾液及阴道分泌物呈 HCV RNA 阳性，提示性接触和日常生活接触可能传播 HCV，但概率较低。

（4）预防丙肝

1）严格管理献血员，合格献血员应就地无偿献血，严防冒名顶替和不合格献血人员混入献血队伍。

2）严格把住献血员筛查关，认真进行抗－HCV 和转氨酶（ALT）检测，禁止使用抗－HCV 阳性及 ALT 异常的血液。必要时可加测 HCV RNA，以查出 HCV 抗体产生之前的丙肝病毒携带者。

3）器官、组织移植和精子等的提供者应视同献血员进行严格检测。

4）加强对血液制品的监督管理。血液制品的生产单位应严格筛查原料血浆，加进灭活病毒的生产工艺，做好半成品和成品检定，供应安全血液制品。同时，防疫部门应健全和加强对血液制品生产的监督机制，发现问题及时解决。

5）严格掌握临床用血的适应证，推广自身输血、择期手术者术前储血和成分输血。临床用血前应加强核查和复测工作。对用血量多的重大手术，临床用血前除复测抗－HCV外，最好加测HCV RNA。

6）防止医院内的医源性传播，全方位加强医院内消毒隔离工作，特别是介入性诊疗器械的消毒管理工作，尽量减少乃至杜绝医源性交叉感染。能用一次性器械的尽量采用一次性器械和用品。

7）加强HCV母婴传播的预防，对于抗－HCV（或HCV RNA）阳性的产妇，产房所用器械应单独使用，严格消毒；尽量减少新生儿皮肤黏膜破损。

8）对急性丙肝患者进行积极治疗和严格隔离，以利于病情恢复和防止续发病例的发生。

9）对丙肝患者、HCV携带者进行必要的宣传教育，以防止传播，研究证明家庭内日常生活接触传播（包括母婴传播和性传播）的危险性极小。

（5）丙型肝炎的高危人群

丙型肝炎的高危人群是指能经常接触血液或血制品者，如血友病患者、静脉内滥用毒品成瘾者、血液透析患者、骨髓和肾移植患者、心外科患者以及经常经皮注射的患者。同性恋、异性恋及性滥者，丙型肝炎发病率亦高。

（6）丙肝的预后

虽然丙肝临床症状相对较轻，但易向慢性化转变，血清转氨酶常呈波浪起伏性升高，持续达6个月者（占57%）比乙肝（占28%）更为多见。长潜伏期和轻型或无黄疸型者，易发展为慢性；女性较男性更易发展为慢性；老年和高剂量丙肝病毒急性感染者易发展为慢性；经皮传播者，特别是输血后丙肝较非肠道外传播者更易发展为慢性。

（7）丙肝的发展

丙型肝炎病毒感染较乙型肝炎病毒感染更易慢性化。据观察研究，40%～50%发展成为慢性肝炎，25%发展成为肝硬化，余为自限性经过。从HCV发展成慢性肝炎平均约为10年，肝硬化平均约20年，少数患者恶变成为原发性肝细胞癌需30年。

（8）无症状丙肝病毒携带者

有一部分人感染丙肝病毒（HCV）后，临床症状表现不明显，肝功能化验也正常，但抗HCV阳性，对这一部分人必须进一步检查及观察，因为单纯抗HCV

阳性有可能是假阳性或丙肝已经痊愈者。有文献报道，丙肝痊愈后，个别患者其抗－HCV 阳性时间可达 9 年之久。因此最好是用聚合酶链反应（PCR）检测患者血中 HCV RNA，如阴性，即可继续观察其肝功能，如肝功能持续正常，则不必治疗。如肝功能异常并伴 HCV RNA 阳性则可考虑抗病毒治疗。

（9）丙肝与乙肝的区别

1）感染、传播方式相似，两者均主要经过血液或输血制品等方式传播。

2）临床表现相似，但丙肝无症状及无黄疸病例较多，有些患者不易被发现，且肝功能检查常表现单项转氨酶升高，持续不降或反复波动。

3）均有向慢性肝炎及肝硬化发展的倾向，其发生率丙型比乙型肝炎更高，丙型肝炎发展为原发性肝细胞癌的危险性更大。

4）由于传播途径相似，因此丙肝与乙肝可以重叠感染，且重叠感染较单个感染发生重症肝炎和病死率要高，表明丙肝与乙肝重叠感染可加剧肝脏的损害。

5）丙型肝炎也可能有性接触传播及母婴传播，但不如乙型肝炎发生率高。

（10）丙肝与乙肝的相互影响

由于丙肝的传播途径与乙肝相似，因此丙肝与乙肝重叠感染是完全可能的。国外报道，乙肝病毒和丙肝病毒重叠感染率为 25% 左右。在我国，也已从慢性乙肝患者血清中检出抗丙肝病毒抗体，说明乙肝和丙肝的重叠感染确实存在，推测慢性乙肝患者在接触治疗时，由于输入未经抗丙肝病毒抗体检测的血液或血制品，就容易传染上丙肝。乙肝患者体质较弱，机体免疫力差，不能有效地抑制丙肝病毒在体内的复制，也是乙肝患者容易发生丙肝造成重叠感染的一个重要原因。丙肝与乙肝重叠感染往往加重病情，使肝脏损害更加严重。研究发现，病情越重的慢性乙肝患者，抗丙肝病毒抗体的阳性率越高。慢性重症型肝炎患者几乎一半同时患有丙肝和乙肝。因此对于慢性乙肝患者，更应该提高对丙肝的警惕性。

其他病毒性肝炎还有丁型病毒性肝炎（简称丁肝）、戊型病毒性肝炎（简称戊肝）、庚型病毒性肝炎（简称庚肝）、TTV 肝炎，但较少见，此处不再介绍。

7.11.4 脂肪肝

（1）脂肪肝的含义

脂肪肝是指由于各种原因引起的肝细胞内脂肪堆积过多的病变。正常肝内脂肪占肝重的3% ~4%，如果脂肪含量超过肝重的5%即为脂肪肝，严重者脂肪含量可达40% ~50%。脂肪肝的酯类主要是甘油三酯。

（2）脂肪肝的起因

1）长期饮酒，导致酒精中毒，致使肝内脂肪氧化减少。

2）摄入高脂饮食或长期大量吃糖、淀粉等碳水化合物，使肝脏脂肪合成过多。

3）肥胖，缺乏运动，使肝内脂肪输入过多。

4）肝病。

5）肝炎。

6）某些药物引起的急性或慢性肝损害。

（3）脂肪肝的临床表现

脂肪肝的临床表现与肝脏脂肪的浸润程度呈显著的关系，轻度脂肪肝可无任何临床症状，中度或重度脂肪肝特别是病程长者症状可较明显。

脂肪肝一般无特殊症状，有时可出现食欲减退，恶心、呕吐、腹胀及右上腹压迫感或胀满感。这些症状可能与肝脏脂肪浸润导致肝细胞损害及肝大有关。由于脂肪肝合并胆囊炎、胆石症多见，患者可出现较明显的右上腹疼痛不适、反酸等症状。重度脂肪肝患者可有腹水和下肢水肿。50%左右的患者（多为酒精性脂肪肝）可有各种维生素缺乏的表现，如末梢神经炎、口角炎、皮肤瘀斑、角化过度等。

（4）脂肪肝的预后

病毒性肝炎合并脂肪肝，其预后主要取决于肝炎本身的进程。虽然长期的肝内脂肪沉积可能促进肝纤维化，但因脂肪本身不是主要致病因素，经治疗后可以吸收和好转，一般说来对预后没有严重影响。

（5）脂肪肝的治疗

1）治疗原发病：积极治疗病毒性肝炎。

2）饮食疗法：合理安排膳食。宜高蛋白、富含维生素、少动物脂肪的饮食，使体重控制在合理范围内。根据本身的具体情况合理安排体力活动。

3）药物治疗：脂肪肝的药物治疗是辅助性的，主要是去脂以达降血脂的目的，或能使肝内脂肪外移或改善肝功能。

（6）脂肪肝患者注意事项

脂肪肝患者只要注意坚持体育锻炼，增加活动量，适当减少食量，控制体重增长，特别是减少脂肪和糖类的摄入，多食些豆制品和含有 B 族维生素的食物，就能使病情好转或停止发展。如果饮食调整和锻炼无效时，可考虑使用中、西药物治疗，绝大多数患者都是可以恢复正常的。药物治疗停药后，可以用“果丹皮”和红果酱等酸性果品作零食吃，既可降脂，又无副作用，是治疗高脂血症和脂肪肝的好方法。

（7）抗脂肪肝妙方

为配合饮食疗法治疗脂肪肝，特选几味常用抗脂肪肝药方。

一方：降脂益肝汤。泽泻 20 ~ 30 克，生首乌 15 ~ 20 克，草决明 15 ~ 20 克，丹参 15 ~ 20 克，生山楂 30 克，黄精 15 ~ 20 克，虎杖 12 ~ 15 克，大荷叶 15 克。

适应证：肥胖性脂肪肝。

用法：水煎服，每日一剂，早、晚分服。

二方：软肝消积饮。海藻、淡昆布、白花蛇舌草各 30 克，郁金、象贝母、紫丹参各 15 克，软柴胡、炙鳖甲、穿山甲各 10 克，泽泻、猫人参各 30 ~ 60 克。

适应证：肝炎后脂肪肝。

用法：水煎服，每日一剂。早晚分服。

三方：自拟方。柴胡、三棱、莪术各 6 克，枳实、党参、鳖甲（先煎）各 10 克，当归、云苓、川楝子各 12 克，赤芍、白术各 15 克，生山楂 30 克。

适应证：肝炎后脂肪肝、肥胖性脂肪肝。

用法：水煎服，每日 1 剂，早晚分服。

通过对慢性疾病发病机制的了解，我们发现被现代人称之为“富贵病”“文明病”的高血压、糖尿病、高血脂、冠心病的发病危险因素中，不良的生活习惯导致的风险升高随处可见，而超重或肥胖、水果和蔬菜摄入不足、缺乏运动和吸烟等，都是可以控制的。高血压检出非常简单，控制也很容易，花费也很低，但要取得好的治疗效果，却需要患者的积极参与与配合。糖尿病通过合理膳食、适当运动、定期检查、规律用药也可以延缓并发症的发生。因此，慢性病的预防是自身的一项事业，我们要有防患于未然的宏观计划，贵在坚持，别再“年轻时以生命换金钱，老了再以金钱去换取生命”。彼时，金钱不是万能的，医疗发展也是有限的，疾病进展到一定程度，医学科技手段也是回天无力，慢性病的防治应该越早越好。

8 精神病

精神疾病主要是一组以表现在行为、心理活动上的紊乱为主的神经系统疾病。目前研究所得到的结果认为，精神疾病主要是由于家庭、社会环境等外在原因，和患者自身的生理遗传因素、神经生化因素等内在原因相互作用所导致的以心理活动、行为及其神经系统功能紊乱为主要特征的病症。近年来，随着我国国民经济的发展，社会经济体制改革日益深入，社会竞争不断加剧，劳动力重新组合，人口和家庭结构改变，原有社会支持网络削弱，导致了各种心理应激因素急剧增加，严重精神疾病患病率呈上升趋势，精神卫生已成为我国重大的公共卫生问题和突出的社会问题。按照国际上衡量健康状况的伤残调整生命年指标评价各类疾病的总全负担，精神疾病在我国疾病总负担的排名中居首位，已超过了心脑血管、呼吸系统及恶性肿瘤等疾病。这些精神疾病不仅严重影响了患者本人及其家属的生活质量，损害了他们的身心健康，而且也会产生不良的社会影响。

“网络成瘾纳入精神病范畴”的消息曾引起各界的广泛关注。大家在看新闻之余，心里难免犯点嘀咕：这上上网、打打游戏怎么就有病了？还是精神病……要解决这些疑问，就需要从什么是“精神病”说起。

“精神病”的概念和我们的日常生活紧密相连，人们常常使用它，但却并不真正了解它。比如走在街上有时会看到两个脾气火爆的人吵架，相互骂对方“有病”！“有病”，众所周知并非指感冒发热、腰酸背痛等身体疾病，而是专指所谓“精神病”，其民间近义词还包括神经病、疯子、心理有问题等。此中对精神疾病的歧视、贬低态度暂且不论，但需要指出的是，从专业角度看，这些词语的医学及心理学含义并不相同。

（1）精神病的含义

实际上，精神疾病是由一组不同原因引起的大脑组织结构或（和）大脑功能损害而发生精神活动异常的一类疾病的总称，主要指在感知、思维、情感和行为等方面出现异常。不同类型的精神疾病具有不同的临床表现，治疗方法也有所不同。常见的精神疾病有多种类型，如精神分裂症、情感性精神障碍、脑器质性精神障碍等。精神疾病多在青壮年时期发病，有的间歇发作，有的持续进展，并且逐渐趋于慢性化，复发率高、致残率高，如不积极治疗，可出现精神衰退和人格改变，不能适应社会生活，难以完成对家庭和社会应担负的责任。

精神疾病病因中生物学因素和心理社会因素，各有偏重。在某些精神疾病中以某种因素起着主导作用，而在另一些精神疾病中的某些因素起决定性影响。如心因性精神障碍等心理因素是起主导、决定性作用，但仍有生物学因素的存在。而精神分裂症、躁狂抑郁症等疾病中主要是生物因素的影响。如遗传、性格、年龄和性别等因素起主导作用时，心理社会因素是发病的诱发因素。有研究表明，50% ~60% 的精神分裂症患者病前具有孤僻、内向、敏感多疑、好幻想、胆小怕羞、思维缺乏逻辑性等性格特征，因此有人把这些性格特征称作“分裂型人格”，这是发生精神分裂症的重要内在因素。具有上述性格缺陷的人不仅容易患病，治疗起来也相对比较困难，痊愈之后复发的危险性也比较大。培养活泼、开朗、坚强的性格，有助于精神疾病的预防。

（2）精神病的危害

精神病存在狭义和广义两类用法。狭义的精神病是指精神病性障碍（psychoses），即我们常说的精神病，是一些最为严重的精神疾病的总称，包括精神分裂症、情感性障碍、偏执性精神障碍、分裂情感性障碍、器质性精神病、精神活性物质所致精神障碍等，以出现幻觉、妄想症状等精神病性症状为主要特征。患此类疾病的患者有明显的精神异常，如出现幻觉妄想、情绪高涨或低落、哭笑无常、行为紊乱或孤僻离群等；同时，患者多不能察觉到自己有病，不主动就诊，甚至拒医拒药；其生活、工作、学习能力下降、不能适应社会生活，常对家庭、社会造成较严重的负担或危害。一些患者常会报告看到一些画面或听到一些声音，但实际上并不存在物理刺激源；描述一些自己坚信不疑的事情如被迫害，但完全不存在事实依据。精神病性障碍严重损害了患者的现实检验能力，患者眼中的世界违反现实、异于常人，引发患者各种怪异行为，旁人无法理解认为是“发疯”，而患者本人并不自知。

电影《美丽心灵》中一段情节对此有生动描述：已患精神分裂症的数学家纳什在办公室里努力工作，他以为自己在从事破译谍报密码的研究，但他的妻子和同事看到的却是，被画得花花绿绿的新闻剪报贴满墙壁，跟密码完全扯不上关系，谍报任务也是子虚乌有。

广义精神病泛指一切不存在脑器质性损伤的精神异常，又可总称为“精神疾病”或“精神障碍”，它包括精神病性障碍、心境障碍、焦虑障碍等多种类型。“网络成瘾纳入精神病范畴”中的精神病，就是广义的含义，而非大家所疑惑的狭义含义。一些轻性精神病患者有自知力，主动求医，多能自述躯体上、精神上的各种不适感觉和痛苦体验，亦无持久严重的精神异常，基本上能适应社会生活，极少对家庭、社会造成严重危害。如各种神经症、失眠症、人格障碍等。

据 WHO 估计，全球约有 4.5 亿人患有神经精神疾病，占全球疾病负担的近 11%，前 10 位造成功能残缺的疾病中有 5 个属于精神障碍。我国目前精神疾病患者约有 1 600 万人，还有约 600 万癫痫患者。神经精神疾病在我国疾病总负担中排名首位，约占疾病总负担的 20%。国内外研究都提示，心理与行为问题增长的趋势还将继续。根据 WHO 的推算，中国神经精神疾病负担到 2020 年将上升至疾病总负担的 1/4。目前，我国正处于社会转型期，各种社会矛盾增多，竞争压力加大，人口和家庭结构变化明显，严重精神疾病患病率呈上升趋势。与此同时，儿童和青少年心理行为问题、老年性痴呆和抑郁、药品滥用、自杀和重大灾害后受灾人群心理危机等方面的问题也日益突出。精神卫生已成为重大的公共卫生问题和突出的社会问题。

(3) 心理疾病与精神病的区别

心理疾病或心理障碍，和精神疾病在概念上基本相同，只略有区别：一是医学背景的专业人员惯用“精神”，而心理学背景的专业人员惯用“心理”；二是严重的精神疾病如精神分裂症、痴呆等，没有大脑和神经的器质性损伤，但存在严重的脑区形态和功能异常，需要到医院的精神科就诊而不太适合从事心理治疗，通常冠以“精神”而非“心理”。而神经病（neuropathy）则是神经系统各类疾病的总称，它不仅包括脑神经，还包括遍布全身的神经网络的某处病变。所以如果一个人手或脚的神经出了毛病，也可以被叫作神经病。

精神疾病和身体疾病判断标准上有相通之处，都要看是否对生活和社会适应造成损害。这也是诊断网络成瘾为精神病的重要指标：如果一个人每天花大量时间上网，但社会功能良好，就不能仅凭他上网时间长就说他有网络成瘾。不同之处在于，人们对精神疾病往往没有对身体疾病那种平常心。

（4）精神病的维护

电影《梦想照进现实》中，徐静蕾扮演的女演员对网上心理测试的态度是：我不做，我怕我做出来有病。这反映了许多人的态度——似乎有精神疾病或心理疾病本身就很丢脸，让人不敢面对。但实际上，如同一些专业人员所说，抑郁和焦虑等精神疾病可能和感冒发热一样常见，“人无完人”，谁都有可能被精神疾病击倒。而对于严重精神疾病如精神分裂症患者，他们的思维、情感和行为显著偏离文化规范，很容易成为被歧视、贬低的“异类”和弱势群体。因此，一个社会在多大程度上理解、尊重和接纳精神疾病患者，往往反映出这个社会的文明和开放程度。

（5）精神病的行为规范

在一些电影和电视剧中，精神失常或临时性精神失常是刑事被告常用的一种法律辩护理由。当然，我们在现实生活中有时也听说过类似的事件，但这并不是一种特别普遍的法律辩护手段。尽管类似的情节已经上演过多次，但这种辩护背后的法律推理对于我们中的多数人来说，仍然十分神秘。特别是典型的律师电视剧中，辩护律师请来一位心理学家，这位心理学家指出被告患有某种精神疾病，这种疾病扰乱了被告的推理能力，因此他不应为自己的行为负责。如果陪审团认为被告确实患有这种精神疾病，即可判定此人无罪。精神病患者杀人真不犯法吗？《中华人民共和国精神卫生法》立法工作的学者卓小勤先生说：所谓“精神病患者杀人不犯法”，其实是人们认识上的一个误区，法律并没有这样规定。根据《中华人民共和国刑法》第18条规定，精神病患者只有在不能辨认或者控制自己行为时实施的行为，才不负刑事责任。也就是说，只有重性精神病（如精神分裂症、躁郁症等）患者才有可能不负法律责任，而一些轻性精神障碍（如人格障碍、神经症等）患者，一般是要完全承担法律责任的。

8.1 抑郁症

香港巨星张国荣跳楼自杀、台湾作家三毛自缢、古希腊的亚里士多德跳海自杀、诗人海子卧轨自杀，以及美国作家海明威、韩国明星崔真实……一个个鲜活、年轻的生命，被自己亲手画上了句号。他们生命的结束都是因为一种疾病——抑郁症。中央电视台著名主持人崔永元在2005年录制《艺术人生》节目时，向观众袒露，他患重度抑郁症已有两年时间，一直无法痊愈，非常痛苦。近几年，抑郁症已经成了都市的“流行时尚”。由于工作压力巨大、生活节奏加快、情感障碍等原因，不少人患上了抑郁症，而且越是高地位、高智商群体，发病率越高，病情越重。有位自由撰稿人就在文章里这样写道：每天早晨，站在国贸地铁站从上往下看，每个坐着电梯缓缓而上的西装革履之士，都是一脸愁容……

抑郁症是一类严重危害人类心身健康的常见精神疾病。随着生活节奏的日益加快、竞争的日益加剧以及压力舒缓之道的缺乏，使越来越多的人遭受抑郁症的折磨，也给整个社会经济带来沉重的负担。据世界卫生组织统计，全球抑郁症的发病率约为11%，目前全球抑郁人口多达1.2亿人。中国心理卫生协会的有关统计显示：我国抑郁症发病率为3%～5%，目前已经有超过2 600万人患有抑郁症，每年给中国带来的经济负担达到了621.91亿元。北京的一项调查数据显示，北京社区15岁以上的人群当中，抑郁症终生患病率为6.87%，调查时点患病率3.31%，以此推算，北京地区正在患抑郁症的人数可能达到30万。与高发病率形成鲜明反差的是，市民对抑郁症的知晓率却比较低，60%的患者不知道自己患了抑郁症，只有不到10%的人接受了相关的药物治疗。我国每年大约有25万人死于自杀，自杀未遂者有200万～250万人。在自杀人群中，因为抑郁症没有得到及时、系统治疗最后导致死亡的占40%。

早在10年前世界卫生组织就预测，抑郁症将成为21世纪人类的主要杀手。2003年世界卫生组织把“抑郁影响每个人”确定为世界精神卫生日的主题，其目的在于提醒人们对这一严重危害人类身心健康的疾病应引起极大的关注。

8.1.1 抑郁症发病原因

忧郁症是一种常见的情绪障碍性疾病，以心情显著而持久的低落为主要症状，并且伴有相应的思维、行为改变。迄今为止，医学界对抑郁症的致病原因并不十分清楚，但普遍的看法是，与遗传因素、社会环境因素、个性特质、自身内分泌功能、脑功能等有很大关系。研究显示，父母其中1人得抑郁症，子女得病概率为25%；若双亲都是抑郁症患者，子女患病率提高至50%～75%。遗传因素只是说有发生抑郁症的倾向，并不是说父母有抑郁病其子女就一定会得抑郁症，这种遗传因素只有在外部环境的刺激下才会起作用。

社会环境因素是重要诱因。令人感到有压力的生活事件及失落感可以诱发抑郁症，如丧偶（尤其老年丧偶）、离婚、丢掉工作、财务危机、失去健康等。社会的竞争激烈、心理压力过大、家庭结构以及婚姻的变化等社会心理因素，造成抑郁人数明显增加。

女性抑郁症患病率是男性的2倍，女性抑郁症有三个发病高峰：一是青春期，很多女性月经前有抑郁和焦虑的症状，这说明内分泌的变化是改变人的情绪的重要因素；二是产后抑郁，国外有关调查显示，产后有30%左右的妇女患有不同程度的抑郁症，这是因为体内的激素水平发生了大幅变化；还有一个就是更年期患抑郁症的比较多，同样也与内分泌的不稳定有关。

抑郁症源于不能传递“快乐”。一直以来，医学界对抑郁症的病因并不清楚，医学家笼统地告诉我们它是多种因素综合的结果，其中包括生物因素、环境因素、遗传因素和个性因素。而现代医学则揭示了其中的奥秘，我们知道，大脑的功能都是通过神经递质来进行传递的，神经递质就好比是邮差，传递信息，发挥生理功能。在大脑中负责控制情绪的“邮差”一般分为四种：5－羟色胺（5－HT）、去甲肾上腺素（NE）、γ－氨基丁酸（GABA）和多巴胺（DA）。现代医学研究表明，抑郁症的发生，基本是由于脑内突触间隙的5－HT、NE或DA等“快乐因子”减少引起的。而抗抑郁药物，正是在这一理论的指导下发明的。

8.1.2 抑郁症和人的性格关系

有些人大大咧咧，心里不存事，这类人一般不会得抑郁症。通常两类人比较容易得抑郁症。一是自卑、自责、多愁善感的人，如林黛玉本身就是抑郁性格人物，整天悲悲切切，什么事都往坏处想，常常陷于极度自卑、自责、悲观情绪之中。另一类是过于追求完美的人，这类人凡事认真，追求完美，自尊心极强，对自己要求近乎苛刻，不允许自己出差错。过于追求完美实际上也是一种人格的缺陷，这类人通常很优秀但一旦遭到失败、挫折就很难摆脱出来，这也是为什么很多品质优秀、很有成就的人最后选择自杀的原因。

8.1.3 抑郁症表现形式

抑郁症是以情感低落、思维迟缓以及言语动作减少、迟缓为典型症状的一组情绪障碍综合征。概括起来为三少六无：即情感低落、思维迟钝、行为减少，无趣、无助、无能、无力、无望、无价值，严重时有自杀意向和行为。

对于一个抑郁症患者来说，几乎天天都感到头痛头昏，周身乏力，腹胀不适。还有，就是昨天腰疼，今天腿痛，明天说不准又哪儿疼痛，他的疼痛没有一个固定的部位。他显得疲劳，无力，动作减少，行动缓慢，步伐很小，坐在那里也是弯腰屈背，一走路就心跳、气短，活动多了立刻胸闷、憋气。他面无表情，双目呆滞，对外界无动于衷。见了饭菜，任你是粗茶淡饭，或是山珍海味，他从来是把它们当作一项任务完成，没有胃口，长期便秘。他白天感到昏昏沉沉的，做事提不起精神，工作也只能勉强去完成。最让他感到痛苦的是睡眠。好不容易睡着了，一个接一个地做梦，经常是噩梦连连，把自己吓得不知如何是好……早晨，四五点钟他就醒了，躺在被窝里犯愁，愁什么呢？发愁新的一天又来了，如何打发这一天。他觉得，世界上没有再比他活得更累的人了，还不如早点死了舒服。每天凌晨，成为他一天中最痛苦的时刻。

8.1.4 抑郁症和高自杀率

《羊脂球》的作者莫泊桑用刀割开了自己的喉咙，《老人与海》的作者海明威举枪自尽，朦胧派诗人海子卧轨寻死，香港著名艺人张国荣跳楼而亡。这些人都死在了自己手上，他们都有个共同的特征——抑郁症。数据表明，在全球自杀人群中，有45% ~70%的人患有抑郁症，而全球男性每年有5.8%、女性有9.5%会抑郁症发作。为什么抑郁症会和高自杀率呈正相关呢?

抑郁症患者的自杀念头，起源于恶劣心境下的绝望和自责，因为能很清楚地看清自己的缺陷，却没法去改变；想摆脱一种命运，却又感觉那是注定的，在一个怪圈里很失望、很困扰。需要确认的是，引起自杀的这些感觉，其本身是病态的结果。而抑郁病情的反复，会让虚构出的感受不停地产生强度的变化，从而引起自杀念头的强弱变化。某些患者在坚定了自杀念头之后，情绪会有所好转，正是因为自己心里所虚构出的感受淡化的结果。然而，对于多数拥有自杀念头的抑郁症患者而言，一味地劝说是毫无意义的。因为他们的信念，已经被虚构的现实完全占领了，在他们的脑海里，看不到任何光明的、正面的、客观的事物，而只剩下那些灰色的、片面的、主观的绝望。

8.1.5 人类高贵的天性

尽管抑郁症作为一种疾病困扰着人们的生活，但也有一些学者从积极的角度思考这个问题。从进化生物学的角度来看，情绪如同其他生理功能一样，是对环境变化的一种恰当反应。上海师范大学政法学院哲学系教授陈蓉霞认为，轻度抑郁可能起着适应作用，它促使个体在逆境时积蓄力量，在安静时陷入反思与内省。这就如同痛感，尽管它给人带来不舒适的感觉，但失去痛感的人非但没有生活在天堂中，相反，连生命都难以保障——他们可以在瓦砾成堆的地面上疾步如飞，捧个烫手山芋而不知罢手，结果可想而知。

不仅如此，有研究表明轻度躁狂、抑郁与活力、创造力及魅力相关。这种基因可以给个体带来先天优势。因此美国心理学家史培勒说："这种病往往袭击那些最有抱负，最有创意，工作最认真的人。"历史名人牛顿、达尔文、林肯、丘吉尔等都患过忧郁症，台湾女作家三毛以其丰富的阅历、饱满的激情、秀美的笔调描述异国风情，但抑郁的她却在作品选出版时自缢西去。

"所有的心理痛苦都是有意义的，所有的体验对生命都是重要的，心理痛苦是自我成长的必经阶段。”中日友好医院心理科主任医师、著名心理学家李子勋指出，情绪困扰是人类生存的一种自然状态，就像白天和黑夜的更替一样，快乐和悲伤、开朗和消沉都是在人的生命中交替存在的。他甚至提出：“没有对死亡做过认真思考的人，对生命也不会有真正透彻的理解。”因此，“抑郁并生活着，是人类高贵的天性。”

8.1.6 抑郁症和抑郁情绪

抑郁和抑郁症，一字之差，千差万别。我们的口语当中，抑郁既可能是指“抑郁情绪”“抑郁状态”，也可能是指的“抑郁症”，我们不能因此就把抑郁情绪和抑郁症画上等号。前者是正常自然的情绪反应，后者则是一种心境障碍。

两者主要有以下差别。①当不如意的事情发生后，如失去本来拥有的会感到失望，会出现情绪抑郁，这是正常的。但如果扭曲想法，在负面思想中钻牛角尖，则是抑郁症的特点。②情绪抑郁的人清楚知道，或潜意识知道，这种不快乐是会过去的，而抑郁症患者觉得以后也会这么不快乐。③情绪抑郁者可以通过分散注意力或从事其他工作，达到缓和低落情绪的目的，而抑郁症患者终日被沮丧的感觉缠绕，持续时间很长。④情绪抑郁的人不会显著影响人际关系、学业成绩或工作表现，而抑郁症患者人际关系、学业成绩或工作表现受很大影响。

8.1.7 走出抑郁

2007 年中德心理治疗大会上，中央电视台著名主持人崔永元透露：抑郁症基本康复了。“我的抑郁症已经痊愈了。”这话，要是别人说出来，顶多引发亲友欣慰的一笑，但出自央视著名主持人崔永元之口，可就语惊四座了。

如果知道崔永元由于抑郁症的原因，曾经长期严重失眠，那么就可以理解他为什么这样高兴了。“我的长征”活动中之所以能睡好觉，除了每天的活动量都很大以外，崔永元说，还有一个重要的原因是“事少了”，以前每天都有几十个电话、各种事情找他，现在每天就三四个电话，接通了刚说一句，一想到他在长征路上呢，就说“算了”，把电话挂掉。“我们的全部精力就在走路上。大家每天吃饭都风卷残云一样，随便一个人就能干掉好几个馒头，我一顿饭能吃两个馒头、3碗米饭，特香！”

美国科学家就做过一项有趣的研究，每天跑步（包括徒步行走）的人，会产生一种特殊的欣快感，这是因为跑步时人体内的脑啡肽含量增加，脑啡肽是大脑分泌的一种生化物质，使人感觉愉悦。患有抑郁症的人，经跑步一个月后，80%～85%的患者均迅速获益，其效果不亚于药物。

上海市精神卫生中心的郑瞻培教授在临床中接触过一些患有抑郁症的名人，他们总认为自己相对于普通百姓属于优势群体，不愿承认自己也会有心理疾病。“所以我认为像崔永元这样得了抑郁症能很坦然地公之于众，非常不简单，这种直面问题、正视疾病的积极态度，就决定了他一定能康复！”

郑瞻培教授说治疗抑郁症重要在于两个“走”，一个是走对门，一个是走出去。抑郁症患者大多在医院的其他临床科辗转不已，偏偏不找精神科医生，既浪费时间又贻误病情，所以“走对门”很重要；另一个“走出去”，是说要主动摆脱可能造成自己抑郁症的原因，比如工作压力大，就别再那么玩儿命；感情上出现挫折，要用积极的心态迎接新的开始；还有就是走出狭小的生活圈子，像崔永元一样到户外进行心灵的放松，很快就会发现，那些让自己痛苦不堪的事情，都是人生中的一个短暂的瞬间，都会过去的。

8.2 强迫症

一家心理卫生研究所对手机人群的调查显示，50%以上的人有“手机依赖症”，很多人长期处于“待机”状态。他们因为害怕错过重要电话而不敢关机，总在期待电话带来最新信息。这些强烈的心理暗示，甚至会诱发手机幻听。有的人表现为高度精神紧张，需要反复地查看手机，明知毫无必要，但不如此则于心不安；有的人仿佛听见手机在响，掏出来一看，却没有任何电话，刚放到包里没多久，又感觉手机铃声响；还有的人换了新铃声，还能“听”到旧铃声；严重者，接听电话会全身发抖、大汗淋漓。轻微的手机幻听，可被认作手机疲劳综合征，一般不影响健康，也不需要治疗，只要经常更换手机铃声、转移注意力、放松身心就可。如果出现持续、严重的幻听，可能就是从“强迫症状”发展为

“强迫症”，真正严重的“幻听”属于精神分裂症的症状之一。

8.2.1 强迫症的含义

强迫症（OCD）是以强迫观念和强迫动作为主要表现的一种神经症。以有意识的自我强迫与有意识的自我反强迫同时存在为特征，患者明知强迫症状的持续存在毫无意义且不合理，却不能克制地反复出现，愈是企图努力抵制，反而愈感到紧张和痛苦。病程迁延者可以仪式性动作为主要表现，虽精神痛苦显著缓解，但其社会功能已严重受损。强迫症在临床上并不少见，美国的一项调查显示，强迫症患病率大约为1%；1982年我国曾经做过一次12个地区的调查，结果显示强迫症的患病率为0.3‰。实际上，这个数字远远低于实际的患病率。结合临床实践，估计国内的强迫症患者有500万~1 000万，患病率为5‰~10‰。80%的强迫症在25岁以前发病，男性比女性多。

儿童强迫症是强迫症的一类，是一种明知不必要，但又无法摆脱，反复呈现的观念、情绪或行为。在儿童期，强迫行为多于强迫观念，年龄越小这种倾向越明显，本症多见于10~12岁的儿童，患儿智力大多正常。

8.2.2 古怪的“强迫症”

在神经官能症中，有的患者经常反复考虑某些问题，或者不自愿地做某一动作，这些都称为强迫症状。患者虽然明知这是一种不正常的病态表现，并极力抵制，但终归无法摆脱。强迫症影响患者的生活、工作和学习，且十分痛苦。

临床上强迫现象主要有：强迫怀疑、强迫计数、强迫穷思竭虑、强迫洗手、强迫意向等。如有个邮递员，总是怀疑从邮筒收集信件时会有遗漏，每次都要在邮筒里上上下下仔细摸几遍，仍不放心，将已经锁好的邮筒重新打开，再摸几遍。有时在一个邮筒收集信件要折腾一两小时，往往锁上又打开，打开又锁上，如此反复数十次，有的患者甚至产生一种怕被细菌污染的意念，一天到晚反复洗手即使手变得红肿，还是洗个不停；以上种种奇特行为，患者明知没道理，却要反复地去想去做，这就是强迫性神经症的主要表现。强迫性神经症多因早年生活中，教育过于严谨，要求过高，而逐渐形成的一种强迫人格。他们往往胆小怕事，优柔寡断，处事执拗，拘泥教条，不善于随机应变；守规矩，讲信用，但缺乏创造性和主动性。由于对自己估计过低，常有一种不安全感，以及事事都追求十全十美。

8.2.3 强迫症的困扰

走到小区门口却突然不能确认自家防盗门是否锁好，于是返回检查一番；刚刚整理好的手提包又觉得东西没带齐；上班时总在想自家的煤气是否关掉……

这些是生活中很多人都曾有过的感受和经历。心理医生认为这些行为是强迫心理所致，严重的会发展为强迫症。现代社会的竞争日趋激烈，高度紧张的工作生活节奏和过度的压力导致具有强迫心理的人越来越多，也导致强迫症发病率不断上升。

如今，强迫症发病率约占人口的0.05%，已经被列入严重影响都市人群生活质量的四大精神障碍之一，成为21世纪精神心理疾病研究的重点。强迫症男性多于女性，脑力劳动者所占比例越来越大。

对于强迫症的诱因，一般认为精神因素为主要发病原因。特别是都市白领阶层，他们所处的工作环境具有压力大、竞争激烈、淘汰率高的特点。在这种环境下，内心脆弱、急躁、自制能力差、具有偏执型人格或完美主义人格的人，很容易产生强迫心理，从而引发强迫症。其中完美主义人格者表现得尤为突出，在竞争激烈的环境中，他们会制定一些不切实际的目标，过度强迫自己和周围的人去达到这个目标，但总会在现实与目标的差距中挣扎。此外，自幼胆小怕事、对自己缺乏信心、遇事谨慎的人，在长期的紧张压抑中会感到焦虑恐惧，为缓解焦虑恐惧就会产生诸如反复洗涤、反复检查等强迫症行为。

8.2.4 强迫症与遗传因素

根据家系调查发现，患者的父母中有5%～7%的人患有强迫症，远远较普通人群高。另外由于人格特征主要受遗传的影响，而人格特征又在强迫症的发病中起一定作用，故也提示强迫症与遗传有关。在临床上也观察到，约2/3的强迫症患者在病前即存在有强迫性人格。强迫性人格的特征是，胆小怕事，谨小慎微，优柔寡断，严肃古板，办事井井有条，力求一丝不苟，注重细节，酷爱清洁。

患者病前个性特征与治疗效果也显著相关。凡病前人格良好，无强迫人格特点者，治疗效果较佳。而病前具有强迫人格特点者则治疗难度相对大。因此，从小注意个性的培养是十分必要的。不要给予过多、过于刻板的要求，对于预防强迫症的发生有很大帮助，特别是父母本人有个性不良者更应注意。

8.2.5 强迫症的实质

心理分析大师弗洛伊德说强迫症的本质就是“一个人的自我战斗”，由于自我战斗的内在冲突不断延续，强迫症也不断扩展，形成恶性循环的“怪圈”，从而使患者陷入痛苦的深渊。

在影片《火柴人》中，罗伊患强迫症的原因也许是与其人生经历有关。他与妻子的离婚给他很大的打击，一直以来他都觉得对不起妻子，心里一直很愧疚。尤其是当他得知妻子怀孕后，他总想着那个孩子，是否生下来了？是男孩还是女孩？现在应该上中学了吧？有时候看到学校里的学生，他也会想他的孩子在不在里面。这一切都给他心理上造成了负担。另外，他的特殊的职业，也让他压力很大。他知道骗人是不好的，可是却一直行骗。所以他必须说服自己，告诉自己，这是一份正当的工作，那些被骗的人都是因为太贪心所以才会上当。罗伊一直这样矛盾着。时间久了，自然会出现心理问题。

8.2.6 强迫症的危害

强迫症就是一种强迫性障碍，患者思维总是被强迫，给患者的身心健康、生活、工作等方面带来很大的影响。

1）阻碍患者的人格发展。由于患者大多数属于中等严重程度、生活品质较差，加上长时间生病、长期低自尊、缺乏人际社交活动等众多因素影响，患者对于自己的看法、情绪控制与行为模式也逐渐受影响。

2）影响患者的经济状况。研究显示，强迫症患者在精神科的临床花费比抑郁症还大，其原因是与两组不同疾病患者临床特点、疾病知识和就医途径相关。

强迫症发作期表现与间歇期表现不够明显，症状经常受到心理因素的影响而时好时坏，所以治疗往往不够及时而延误病情。或者患者由于之前的治疗效果不佳而缺乏信心，导致治疗允从性差，从而易于慢性化，加重了患者的疾病负担。

3）影响患者的生活质量。首先，患者会花费大量的时间去阻止强迫症带来的焦虑、恐惧的感受，所以对日常生活和学习造成很大的障碍，甚至睡眠质量和身体的健康状态都在不断下降。患者以为这个病会比其他病难治，还有自己被症状折磨得已经不行了，跟别人说，却得不到相应的理解和支持。在这样的双重打击下，直接影响了患者的自尊心，从而导致其心理健康问题的加重。其次，由于生理和心理状态的下降，使患者不愿意去进行一些社交活动。

4）对家庭产生了明显的不良影响，例如，患者会要求家庭成员为了预防某种潜伏的危险而不停检查，家庭成员可能会因为达不到患者的要求而出现愤怒或言语上的辱骂，特别是患者的配偶或父母，可能会由于不理解患者的病情而斥责他们，又因他们出现抑郁而感到内疚。

8.2.7 强迫症的心疗

在影片《火柴人》中，我们看到心理医生也给罗伊开了药，罗伊吃了药之后的确病情有所好转。但当后来他发现这种药根本不是他以为的可以治疗他的强迫症的药时，他的症状又加剧了。其实，罗伊的病不需要药物治疗，他只需要克服自己的心。就如我们最后看到的，当一切困扰着他的问题都解决了——他见到了自己的“妻子”和自己爱的人结婚，行骗得到的钱也被同伴骗走，找了一份正常的工作后，他心里就不再有矛盾，不再有冲突，所以他的所有强迫症状也就随即消失了。他重新过上了正常的生活。

需要指出的是，强迫症本身并不可怕，关键在于患者能否勇敢理智地面对它、战胜它，自我心理疗法可以帮助都市人群预防强迫症的发生。任何事情顺其自然，做完就不再想、不再评价。特别是完美主义人格者，要学会肯定自己，少与他人攀比，要认识到世界上不存在十全十美的人和事。对家人和朋友说出心理创伤和紧张恐惧心理，把内心的痛苦发泄出来。同时可以选择运动锻炼和户外活动来充实生活，减轻强迫心理的干扰。对于少数强迫症（病态程度），既可以用心理治疗也可以用药物治疗，但应在医生指导下服用。

8.3 焦症情绪和焦虑症

又要考试了，你是不是在担心考不好会被老师批评，家长责备，同学看不起？还是一想到考试，就紧张得连书都背不进去？这种焦虑的情绪如果严重地影响了你的学习，那么你一定要看看是否已患上了焦虑症！

8.3.1 焦虑症的概念

一位中学生向医生诉说他近来总是心烦意乱，有种莫名的紧张感，使他坐立不安，胡思乱想，并伴有头痛、失眠、多汗、心悸等现象。这种情绪赶不走，理又理不清，越想越烦躁，真有“剪不断，理还乱”的味道，不知中了什么邪。

这位学生并没有中什么邪，而是患了焦虑性神经症，也称焦虑症。这是一种持续不安、紧张、恐惧等的情绪障碍。它或者是缺乏具体指向性的心理紧张和不愉快的期待情绪，感到莫名其妙的紧张和不安；或者是在接连遭受不如意事件的冲击，心理上招架不住，身心均陷入过度疲惫状态而逐渐形成的紧张和不安情绪；或者是“预感”“设想”某种事件的产生而带来的恐惧情绪。其精神状态常表现为疑惑、忧虑、抑郁、惶惶然，有如大难临头。常因小事而烦恼，自责、遇事总往坏处想，无病呻吟，怨天尤人，悲叹不已，爱唠叨、发脾气、坐立不安，并有睡眠障碍。还会伴有发抖、心悸、眩晕、尿频尿急、胸部有压迫感、咽部阻碍感、腹胀腹泻、多汗、四肢麻木等躯体症状。这些生理异常正是由于情绪紧张，使大脑过度敏感，以及自主神经系统感受性增高的缘故。

焦虑症可发于任何年龄，但以青、中年者居多。如青春期由于身体迅速生长发育和第二性征的出现，青少年对自己的体态、生理、心理变化，会产生神秘感，甚至不知所措，而出现恐惧、紧张、羞怯、孤独、自卑、敏感、烦恼、头晕脑涨、心慌气促、情绪不稳等青春期焦虑症的表现。有的青少年还会因为对学校的学习考试、高考、招工等考试感到紧张而产生焦虑情绪，使正常的生理功能和心理功能失调，出现学校焦虑症、考场焦虑症等。

8.3.2 焦虑症的原因

无论是什么病都不会无缘无故起病，那么像焦虑症这样的心理疾病又是如何产生的呢？对于焦虑症的原因，不少学者做过相关研究，并各自指出了一些值得参考的焦虑症病因。

1）认知方式，或者是思维，在焦虑症状的形成中起着极其重要的作用。研究发现，焦虑症患者比一般人更倾向于把模棱两可的、甚至是良性的事件解释成危机的先兆，更倾向于认为坏事情会落到他们头上，更倾向于认为失败在等待着他们，更倾向于低估自己对消极事件的控制能力。

2）心理社会因素在本病的发生中，是作为一种诱发因素，非特异性。有人提到广泛性焦虑症患者的发生常与紧张性事件有关，当社会、心理问题持续存在时可变成慢性病程。也有人报道惊恐发作患者起病前一段时间生活事件显著多于正常人；最近的一项研究发现广泛性焦虑症患者有明显诱因，多于惊恐发作的患者。

3）躯体疾病或者生物功能障碍虽然不会是引起焦虑症的唯一原因，但是，在某些罕见的情况下，患者的焦虑症状可以由躯体因素而引发，比如，甲状腺功能亢进、肾上腺肿瘤。澳大利亚基因学家尼克·马丁在2002国际人类基因组大会上宣布，他在实验中取得了大量的证据证明人体有特定的基因控制着像焦虑和抑郁这些“情绪”。

马丁说，他从1万对具有亲缘性神经性疾病的患者中挑选出其中的600对，并对他们的神经细胞进行全基因组扫描。他在实验中找到了在同一区域重复出现的几对染色体。这些染色体对人的神经特质能够产生很大的影响。

8.3.3 焦虑症的危害

焦虑症使人早衰。“焦虑催人老”这句俗话并非没有根据。德国科学家新近发现，焦虑症能开启人体内促使细胞衰老的基因，进而引发多种疾病。据德国《科学画报》介绍，海德堡大学的科学家在对焦虑症进行研究时做了一个实验，他们让19位焦虑症患者做最害怕的事情：在公众面前自由演讲并解答数学问题，然后检查其身体。结果发现，这些患者血液中，一种名为“NF－kappaB”蛋白质分子含量急剧增加。这是一种所谓“转录因子”，它能开启细胞核中负责衰老和慢性病的“基因开关”，与动脉硬化、糖尿病等疾病有关。这一研究的意义在于，用分子过程阐释了持续的心理重压，最终会引起生理上的疾病。

长期焦虑易猝死。每个成年人时刻都在面临着来自事业、家庭、社会各方面的压力，容易紧张与焦虑。最新的研究表明：紧张对于男性的危害不亚于高血压，它使男性容易患上心脏病、心律失常以及其他一些威胁生命的疾病；焦虑还使女性的寿命明显缩短。

美国切里流行病学研究所的艾伦·伊克尔博士对3 682名平均年龄在48.5岁的人进行了10年的跟踪研究。结果表明：紧张水平比常人高的男性，有大约25%患上了心脏病，而且他们的死亡率比正常人高23%。这些男性中有24%的人患上一种容易使人抽搐和死亡的叫作心房纤维性颤动的疾病。对于女性而言，这10年中高焦虑女性的死亡率比其他人高了23%。由此可见，焦虑与紧张情绪对人类健康的威胁是非常大的。

8.3.4 胎儿的杀手

最近，国外心理学家在一项对300多名孕妇和婴儿进行跟踪研究后发现，患有怀孕焦虑症的现象在孕妇中非常普遍，在怀孕期间高度焦虑的孕妇，发生恶心、早产、流产、产程过长的现象较多，而且容易生出兔唇、腭裂的孩子。这项研究还显示，产前严重焦虑的孕妇剖宫产及阴道助产比正常孕妇高一倍。孕妇的焦虑情绪不但对自身健康有很大的危害，也会给胎儿健康带来极大的危害。

据专家介绍，孕妇焦虑的现象很普遍，很多年轻的准爸爸、准妈妈对怀孕焦虑症的影响没有引起足够的重视。怀孕焦虑症主要原因之一是由于孕妇过度关心腹中孩子的健康。由于我国城市实行一胎政策，再加上双方父母过度关心，这常常促使年轻孕妇由于过度的紧张，而产生焦虑。孕妇的产前焦虑情绪，有很大一部分来自于父母和公婆的过分担心。父母和公婆的这种紧张很容易传染给准妈妈，容易加重她们的心理负担，严重的还可能引发早期流产。

另外一个重要原因是相关知识缺乏。享受着丰裕物质待遇长大的年轻女性在跨过了工作坎和结婚坎后，在孕育问题上遭遇了新的困惑。她们对怀孕不了解，恐惧剖宫产；她们不知道该吃什么食物、不知道怎样才能让孩子健康发育、甚至担心生育时的痛苦等。

产前抑郁表现为情绪波动大，如容易哭、发脾气等。根据临床研究发现，孕妇情绪波动对胎儿会有很大的影响，孕妇在怀孕4～10周情绪过度不安，可能导致胎儿口唇畸变、出现腭裂性兔唇。孕妇精神状态的突然变化，如惊吓、恐惧、忧伤或其他原因引起的精神过度紧张，能使大脑皮层与内脏之间的平衡关系失调，引起循环系统功能紊乱，导致胎盘早期剥离，甚至造成胎儿死亡。

8.3.5 心理焦虑的表现

爱插话是心理焦虑表现，我们从小就知道，在别人说话的时候随便打断，是非常无礼的表现。尽管如此，在日常生活中，你可能还是会遇到这样的人：他们很热衷交谈，当别人阐述自己观点时，他们喜欢打断别人，谈论自己的看法。这样的人往往会遭人厌烦，不愿与其交流。但你越是不想和他们说，他们越喜欢加入到你们的谈话中来。

从发展心理学的角度来说，每个人都经历了一个从青春期的自我中心阶段到成人期的人际－自我互动阶段。在自我中心阶段，青少年感觉自己是世界上独一无二的存在，每个人都在观察自己的表演，自己的感受永远是第一位的，最值得关注。他们过分关注自我内心的感受而误以为周围的人都不大理解自己，所以也就不大能去照顾别人的真实感受，并且他们往往会曲解别人，以为大家都在对自己指手画脚、品头论足，所以，自我中心化的说话方式成了他们的一种自我防御与保护机制。

那些爱打断他人讲话的人，很可能是没有完成从青春期自我向成人期过渡的阶段，他们的自我同一性在发展中受挫。所谓的自我同一性混乱就是：没有在社会中找准自我的角色，自我认同不良的心理焦虑导致他们不断在与他人交谈中打断别人，不断重复青春期的那种自我防御的谈话机制。

8.3.6 信息焦虑综合征

在近期，许多25~40岁的拥有高学历的正常成年人都会突发一种奇怪的疾病：没有任何病理变化，也没有任何器质性改变，但他们会突发性地出现恶心、呕吐、焦躁、神经衰弱、精神疲惫等症状，女性还会并发停经、闭经和痛经等妇科疾病，发病间隔、起病时间不一定。有关专家认定，这是一种身心障碍，未正式公布的名字是：信息焦虑综合征。

信息焦虑综合征，又称知识焦虑综合征。最早提出这个概念的是香港中文大学医学部的孙彼得教授，他发现在信息爆炸时代，人们对信息的吸收是成几何的增长的，但人类的思维模式还没有很好地调整到可以接受如此大量信息的阶段，由此造成一系列的自我强迫和紧张，非常接近精神病学中的焦虑症状，孙教授称之为信息焦虑综合征。

顾名思义，信息焦虑综合征的意思就是由于过量地吸收信息引起的焦虑症状。过量地吸收信息，并非是一个主动意识，在大多数情况下，是一个被动的行为。从日常生活上看，每天连续看电视、听广播的人和每天都泡在图书馆或上网查阅资料的人都很容易引发焦虑。从职业来讲，记者、广告员、信息员、网站管理员、情报人员、监听人员、间谍、声呐员等都是该综合征的高发人群。

8.3.7 焦虑与焦虑症

感觉焦虑，未必是焦虑症。焦虑是每个人都会有的，但焦虑过度就可能是一种心理疾病了。简单说焦虑就是紧张、害怕的意思，它既可以是一种正常的情绪反应，也可以是其他心理障碍的异常表现之一，还可以成为某类心理障碍的主要问题，在心理学上称为焦虑障碍。但是并非一有焦虑就是焦虑症。焦虑障碍包括一些神经症的常见类型，如广泛性焦虑障碍、惊恐障碍、恐怖障碍、强迫障碍等，创伤后应激障碍也包括在内。而焦虑症是一个很普及的概念，它包括急性焦虑障碍——惊恐障碍和慢性焦虑障碍——广泛性焦虑障碍。惊恐障碍的疾病特点是发作性，发作时表现为迅速出现的显著的心悸、出汗、震颤等自主神经症状，伴以强烈的濒死感或失控感，极端惧怕产生不幸后果。因为发作当时极为痛苦和恐惧，所以往往一次发作患者便刻骨铭心，平时非常恐惧发作会再次来临。广泛性焦虑障碍则是以持续、显著的紧张不安、伴有自主神经功能兴奋和过分警觉为特征的一种慢性焦虑障碍。尽管焦虑程度没有惊恐障碍那样剧烈，但由于迁延存在，对患者的影响也不小。需要说明一点，上述两种焦虑障碍的一个共同特点是患者所体验的是一种莫名的焦虑。

8.3.8 远离焦虑症

治疗预防焦虑症非常重要的是要有一个良好的心态。首先要乐天知命，知足常乐。古人云："事能知足心常惬。"不要老是追悔过去，埋怨自己当初这也不该，那也不该。其次是要保持心理稳定，不可大喜大悲。"笑一笑十年少，愁一愁白了头""君子坦荡荡，小人常戚戚"，要心宽，凡事想得开，要使自己的主观思想不断适应客观发展的现实。其三是要注意"制怒"，不要轻易发脾气。

保持自我放松。如果当你感到焦虑不安时，可以运用自我意识放松的方法来进行调节，具体来说，就是有意识地在行为上表现得快活、轻松和自信。

及时自我疏导。轻微焦虑的消除，主要是依靠个人，当出现焦虑时，首先要意识到这是焦虑心理，要正视它，不要用自认为合理的其他理由来掩饰它的存在。其次要树立起消除焦虑心理的信心，充分调动主观能动性，运用注意力转移的原理，及时消除焦虑。当你的注意力转移到新的事物上去时，心理上产生的新的体验有可能驱逐和取代焦虑心理，这是一种人们常用的方法。

规范药物治疗。如果焦虑过于严重时，还可以遵照医嘱，选服一些抗焦虑的药物，如氯氮（利眠宁）、多虑平等，但最主要的还是要靠心理调节。也可以通过心理咨询来寻求他人的开导，以尽快恢复。如果患了比较严重的焦虑症，则应向心理学专家或有关医生进行咨询，弄清病因、病理机制，然后通过心理治疗，逐渐消除引起焦虑的内心矛盾和可能有关的因素，解除对焦虑发作所产生的恐惧心理和精神负担。

任何人在人生中的特定阶段，都可能出现精神问题，只是有人会缓解，有人会向更严重的方向发展而已。多数患者没有得到有效治疗，原因主要在于，大多数人对精神疾病认识不够，对罹患精神疾病的严重性认识不足，不少患者出于种种考虑不愿就诊，或因精神疾病需要长时间服药治疗，不能坚持下去。心理健康关系每一个人、每一个家庭的幸福，对精神疾病应正确认识和对待，对精神疾病患者给予应有的理解、同情和帮助，使其顺利回归社会大家庭。精神卫生问题作为公共卫生和社会问题已经成为国际生活的共识，对精神健康的关注是对人的根本关注，国民精神健康和享受精神卫生服务的水平更是衡量一个国家社会和文明程度的重要标志之一。行动起来吧，促进精神健康！

结 语

人类社会进步和文明发展的历史，也是一部与疾病斗争的历史，回顾过去，大规模传染病的暴发，曾夺去数亿计人的生命，造成的社会经济损失更无法估量。通过不断的研究和努力，现在疾病预防控制体系对传染病的管理已经相当完善，我们从天花和脊髓灰质炎等的历史中，看到人为主动干预疾病获得的重大成果。特别是2003年与SARS的斗争，给我们全民对传染病的预防都上了生动的一课，从战斗在一线的科学家、医护工作者到乡村不识字的老翁，真正是达到了全民参与，共同防御。这场没有硝烟的战争，至今仍记忆犹新，学校封闭了，商场停业了，所有公众集会娱乐活动取消了，人们一下子有了空闲时间待在家中，国家投入了大量的人力、物力、财力，最终取得了全面的胜利，但造成的经济损失也是巨大的，这是疾病对社会的影响。小到一个家庭和一个人，一次疾病可以使一个贫困的家庭雪上加霜，人财两空，也可以使一个人失去正常的生活，痛苦一生。

在人类健康受到空前重视，电视媒体等节目大谈养生、保健，医疗广告铺天盖地进入人们视野的今天，如何以科学的态度深入浅出地进行疾病预防知识科普教育，引导人们免入误区，是我们此次编写《疾病预防》的主要目的。

医疗最高的境界是什么？答案是“疾病预防”。医师最崇高的使命又是什么呢？答案是“健康教育”，就是教导民众如何远离疾病，重建健康。人们的理论预期寿命可达150岁，但由于疾病的侵袭，人们过早老去，最终死于各种各样的疾病，因此普及疾病预防常识，远离疾病，延长寿命，提高生命质量，在环境污染严重、工作节奏加快的今天显得尤其重要。

“千里之堤，溃于蚁穴”，在我国疾病引起死亡的常见病因中，如高血压、糖尿病、冠心病、各种恶性肿瘤等，它们最终发展为致命的中风、心肌梗死、肾衰竭、呼吸衰竭、心力衰竭等，是一个长期的过程，可以长达5年、10年甚至20～30年！而这些疾病，早期尽管对身体的正常活动一时没有影响，但如果不够重视并采取积极的防治措施，就会在若干年后发展为大病，因为到那时再治疗，即使再积极，也为时已晚。因此，随时关注自己，有病及时防治，可以取得事半功倍的效果。

本卷为一本医学科普读物，为达到以科学知识为基础，普及疾病预防教育为目的要求，特邀请有关疾病预防控制中心、传染病专科医院及临床相关科室具有丰富临床经验专业人员，分章执笔，以简单、风趣、朴实、易懂的语言，向大家生动介绍了生活中常见慢性疾病、传染性疾病、微量元素缺乏性疾病、化学中毒性疾病、精神性疾病等的预防与控制知识，从疾病发生的源头说起，融故事性、趣味性于一体，重点阐述一些可控、可防性疾病的历史发展过程，以事实力证预防工作的重要作用。特别是传染病章节，由于现代交通的高度发展，人员流动性极大，一些烈性传染病的潜在侵袭能力进一步扩大，近年来出现的SARS、H1N1、手足口病、H7N9，在防控方面要求投入更大的人力、物力、财力，稍有疏忽，危害性不敢想象。但成功消灭天花的历史经验表明，传染病并不可怕，即使是超级细菌、病毒变异，只要我们从自我做起，从预防下手，关爱自己，关爱他人，都能把疾病消除在萌芽状态。另外，还有一些像抑郁症、强迫症等精神相关性疾病，在本书中也给予一定的阐述，因为在高工作压力和生活压力下，这些疾病有发病率逐年增高的趋势，特别是2012年，富士康电子集团连续发生“12跳”的跳楼自杀事件，社会影响与震动极大，通过心理健康教育疏导，完全可以避免这些惨剧的发生。

参考文献

[1] 王旭东，孟庆龙．世界瘟疫史：疫病流行、应对措施及其对人类社会的影响．北京：中国社会科学出版社，2005.

[2] 马亦林，李兰娟．传染病学．5 版．上海：上海科学技术出版社，2011.

[3] 孙殿军．地方病学．北京：人民卫生出版社，2011.

[4] 陆书玉．环境影响评价．北京：高等教育出版社，2011.

[5] 中共中央宣传部教育司．身边的传染病故事——预防病故事．北京：北京出版社，2004.

[6] 孙桐．常见传染病防治．北京：化学工业出版社，2007.

[7] 王虹，许卫国．新编结核病防治 300 问．南京：东南大学出版社，2008.

[8] 孙学礼．精神病学．北京：人民卫生出版社，2008.

[9] 中华医学会精神科分会．中国精神障碍分类与诊断标准．3 版．济南：山东科学技术出版社，2001.

[10] 杨仁池，王鸿利．血友病．上海：上海科学技术出版社，2007.

后 记

当今，因病致贫、因病返贫的家庭不计其数。因此，加强对疾病本质与发展的认识教育势在必行。但是，我国人口众多，文化程度参差不齐，利用通俗易懂的语言，活泼有趣的故事，深入浅出地将枯燥的疾病知识进行宣传教育，是我们本书写作的最大目的。

想要一生远离疾病，依靠的不是金钱与权势，而是对生命的珍惜与热爱，健康是我们最宝贵的财富，只有具有健康的身体，才会有精力从事工作、学习和生活。而我们每日需要的阳光、空气、水和食物正在受到我们自己的亲手破坏和污染，工厂排出的废烟和废气污染空气和河水，生产的吊白块、三聚氰胺、苏丹红和防腐剂加进食物……我们既是制造者又是受害者，大家已经清楚地认识到食品安全问题，但还需要共同努力，舍弃眼前的蝇头小利，为子孙后代留下一个干净的生活环境。

目前，慢性非传染性疾病是我国进入老龄化社会后面临的一个重大问题，吸烟、酗酒、不健康饮食以及缺乏锻炼是造成各种慢性疾病的主要原因。抽烟看似是个人生活习惯和个人自由问题，危害的是自己健康，但被动吸烟却危害了他人健康。况且，吸烟和饮酒都是可以控制的。现在，因高血压脑出血，或是脑血栓偏瘫的患者是越来越多了，随便到街上走一走，都能看到推着轮椅出来透风和散步的老夫老妻。那些在家里或医院卧床不起，失去一切自理能力的患者或许更多，他们的生活质量和幸福指数就可想而知了。而这些疾病，都与年轻时的不良生活习惯有关，缺乏疾病预防常识，忽视早期治疗，导致最终的严重并发症，即便再投入大量的精力去治疗，而医疗技术并不能挽救所有患者的生命。

虽然生命终结是最终的自然规律，我们不可抗拒，但是通过健康的生活方式，对其进行关爱和呵护，的确可以达到无疾而终。

以上说了很多，但最终目的只有一个愿望，让我们每一个人都健康的活着，幸福的活着。茶余饭后，抽一点点空闲时间，跟着本书，了解疾病知识，学习预防方法，摒弃那些坏的生活习惯，掌握自己身体健康的主动权，保持一个强健的体魄，再去享受生活，参与社会创造，体现你最好的人生价值与社会价值。

由于编写时间仓促，书中难免会有一些疏漏，不妥之处，敬请指正。医学知识，重在普及，作为医务工作者，尽宣教义务责无旁贷，希望广大读者能从中了解健康生活、科学防病知识，提高防病意识，依靠自我，及早预防，远离疾病。